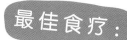

最佳食疗：

骨质疏松

食疗

国际药膳食疗学会副会长、香港大学副教授

张群湘博士　陈佩贤 著

长江出版传媒

湖北科学技术出版社

U0323035

图书在版编目（CIP）数据

骨质疏松食疗 / 张群湘, 陈佩贤著. — 武汉：湖
北科学技术出版社, 2014.10
（最佳食疗）
ISBN 978-7-5352-6858-7

Ⅰ.①骨… Ⅱ.①张… ②陈… Ⅲ.①骨质疏松—食
物疗法 Ⅳ.①R247.1

中国版本图书馆CIP数据核字（2014）第167941号

本书中文简体的出版发行由香港万里机构出版有限公司授权

责任编辑：刘焰红　　赵襄玲　　　　　封面设计：烟　雨　曾雅明

出版发行：湖北科学技术出版社　　　　电　　话：027-87679468
地　　址：武汉市雄楚大街268号　　　邮　　编：430070
　　　　　（湖北出版文化城B座13-14层）

网　　址：http://www.hbstp.com.cn

印　　刷：北京缤索印刷有限公司　　　邮　　编：101111

880×1230　1/32　　　　　　4.5 印张　　　　　　80 千字
2014 年 10 月第 1 版　　　　　　2014 年 10 月第 1 次印刷
　　　　　　　　　　　　　　　　　　定　　价：28.00 元

骨质疏松症是一种隐性疾病，易为人所忽略。人过了40岁以后，即使身体没有任何症状，也不能说明骨质的密度就很正常。当出现一系列症状，如骨骼疼痛、腰弯、驼背，甚至身高缩短，身体承受力较大的骨骼，如脊柱、腕骨、踝骨或髋骨等用力稍有不慎则极易骨折，以及出现运动障碍等，就说明骨质疏松已达至中等或高等程度，此时需要长期持续接受治疗，但康复的速度比较缓慢，即使同时进食一系列能增强骨骼的食品，效果可能并不理想，因为预防或治疗骨质疏松症是多方面作用的综合疗效。

有人认为，多吃钙片就可以防治骨质疏松症，其实并没有这么简单，单纯补钙的效果并不是很理想。补钙的同时，还需补充其他营养素，如维生素C、维生素D、维生素K、适量蛋白质、适当微量元素（镁、磷、锰、硼、锌等），防治骨质疏松症才能获得较好的效果。

改变人体的酸性环境也很重要。因为酸性体质是钙质流失、骨质疏松症的重要原因。保持良好的心情，不要有过大的心理压力，压力过大会导致酸性物质沉积在体内，影响代谢的正常进行。适当地调节心情和自身压力、进食适当的碱性食物，可以保持弱碱性体质，预防骨质疏松的发生。保持人体弱碱性环境是预防和缓解骨质疏松的重要条件。

此外，在负重的状态下，钙质能有效地被骨组织吸收。有研究发现，凡是长期坚持体育运动，尤其是嗜好承重运动的人，其骨密度和强度明显高于同龄的人，不论老少，极少出现跌倒后骨折。因此，常年在办公室工作的人，无论多忙也要抽出时间运动一下，能走路就不要坐车，哪怕每天多走一段路，多爬一次楼梯，对骨骼健康都是有益的。太极拳、体操、步行与站立等运动对骨质疏松症的防治均有很大的作用。

撰写此书，是为了让大家知道，预防骨质疏松症是"终生事业"，从幼时做起，将正确饮食习惯、身体锻炼融合在日常生活中，形成良好的生活习惯。例如，除了注意营养均衡外，还要保持经常性的适当运动。书中详细介绍了骨质疏松症的成因、中西医学的分型、高危一族及注意事项等，提供了多款汤水、粥品、茶、小菜及甜品的做法，其中有些是经常食用的，但是很多人并不清楚其功效。中医药学在治疗骨质疏松症方面屡见其功，并得到多项现代药理研究和临床研究证实。书中载有多款特效中药、中药古方及药膳，供大家参考。

张群湘　陈佩贤

在繁华喧嚣的城市，人们似乎永远都是那样来来往往，匆匆忙忙，压力无处不在地蔓延着。

> 我不知道糖尿病会给我带来什么样的改变，我只知道自己和周围的孩子有很大的不同：吃药、打针成了家常便饭，不能吃其他小朋友爱吃的食物，不能参加自己喜爱的体育活动，看到最多的是忙碌中的爸爸和妈妈紧锁的眉头，听到最多的是你不能这样，不能那样……慢慢地，我的话越来越少，偶尔说几句，声音还有些微微发抖，遇到陌生人就更不敢说话了。
>
> —— 糖尿病患者　小雯

> 每到天气转变，休息不好或者饮食不当的时候，我就会有咳嗽多痰、呼吸不畅的情况，还感到胸闷气短，我的气管及肺是否出了毛病？谁能帮到我？
>
> —— IT夜猫子　阿威

诸如此类的话语，时不时就从我们身边人的口中蹦出。都市病越来越多，患者的年龄越来越小。养生保健几乎成了大多数都市人的一个关注点。

吃什么更有益于糖尿病患者？

怎样才能平稳度过更年期？

如何才能更好地保护肝脏？

改善骨质疏松的方法有哪些？

《最佳食疗》丛书，内容高度概括了都市人一些常见病的病理，将对应的实用饮食方法与特效中医养生完美结合起来，为患者以及未病的人们，提供科学的膳食指导，帮其走出误区。内容设计上，大胆突破了传统食疗书的保守与凝重，采用最接近大自然的色调，清新、亲切，给人们以心灵的安抚，使之沉静，在放松、愉悦的心境下尽情享受天然的美食，从而保健身体，战胜疾病。

目录

你我身边的骨质疏松症

骨质疏松症的自然食疗

你我身边的骨质疏松症

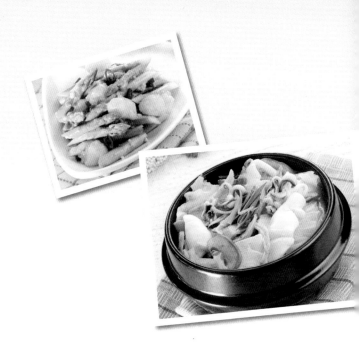

骨质疏松症预警信号

　　骨质疏松症是一种骨骼新陈代谢的病症，是隐性疾病，如果没有直接测量骨密度，患者几乎察觉不到自己的骨骼强度在逐渐减弱。以下列举的情况，你有几项符合？

　　40岁或以上。

　　体形矮小瘦弱者。

　　有慢性疾病，需要长期服药，如肾病及肝肾功能不全等。

　　患有甲状腺功能亢进或甲状腺功能减退，长期服用甲状腺素。

　　不明原因的呼吸困难。

　　运动时胸部、颈项或手臂感到疼痛，而且休息几分钟后，疼痛也不消失。

　　患有腱鞘炎、滑囊炎或风湿性关节炎。

　　步行时有异常的疼痛，如跛脚、关节痛等。

　　双膝、髋部或背部有慢性疼痛。

　　出现驼背或脊椎变形的情况。

　　身体平衡不好或协调不好。

　　过去一年内，跌倒过一两次。

　　成年后曾在轻微跌倒后发生骨折，尤其是脊椎骨骨折、髋骨骨折或股骨骨折。

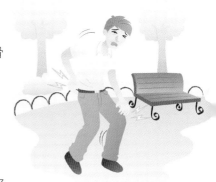

　　吸烟、酗酒。

　　长期低钙饮食。

　　营养不良。

　　长期室内工作或缺少运动者。

　　（只供女性）已到更年期或已绝经。

　　（只供女性）非自然停经（卵巢切除）。

　　（只供男性）因雄性激素过低而导致阳痿或性欲减低。

　　如有上述症状，还应进行X光、超声波骨质密度测量仪或双能量X光测量仪（DXA）检查，以确定骨质疏松的程度。

骨质疏松症基本知识

※ 定义

　　骨质疏松症是指骨组织的结构发生改变，全身骨量减少的一种现象。病变的骨骼外形与正常的一样，由于骨质内部吸收、消溶，形成骨质变薄，期间出现大小不等的孔隙，呈现中空、疏松、变脆。骨矿物质的吸收、消溶与年龄递增相关。疏松的骨骼会失去支撑功能，无力承受日常生活的负重，骨折的风险增加，如同虫蛀后的木头一样，稍受外力磕碰就会粉碎、断裂。骨质疏松症作为一种全身性骨病，可发生在人体的任何部位。

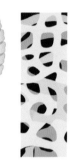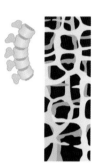

※ 典型症状

　　骨质疏松症是一种隐性疾病，往往没有症状，常常是由于脆弱的骨骼突然受力、撞击或跌倒，引起骨折或脊椎崩裂而被发现。受损脊骨会出现严重背痛、身高下降、开始驼背或脊椎变形；有时亦只有背痛、盆骨痛或轻微跌伤后出现关节疼痛，相关症状可以持续多时。

骨骼疼痛

　　有时是周身疼痛，说不清楚是哪根骨头痛，睡在床上翻身痛，走在地上足跟痛，更突出的是腰背痛。

腰弯、背驼

　　发生较为严重的脊椎骨折，椎体楔状变形，脊椎变得驼背或侧弯、畸形。

身材缩短，身高变矮

　　脊椎骨承受不了全身重量，椎体变得扁平而高度减少，身高于是变矮了，严重时会矮上10厘米之多。老年人往往认为此乃人生一个不可抗拒的过程，岂知这是骨质疏松症所引起的，完全可以防治。

骨折

这是骨质疏松症的最大危害，实际上身材缩短就是多次发生脊椎椎体骨折的结果。虽然大多数骨折并不直接引起死亡，但却有很高的致残性，特别是髋部骨折。据统计，髋部骨折的患者有1/3会残疾，近20%的病人需长期护理，这不仅使个人的生活质量下降，还给家庭和社会带来很大的负担。

※ 分类

原发性骨质疏松症

又称退行性骨质疏松症，是随着年龄的递增以及女性绝经后出现的生理或病理性变化。这类骨质疏松症最为常见，占骨质疏松病例的七成以上。卵巢功能减退、雌激素缺乏与此有密切关系。目前又将原发性骨质疏松症分为两种类型：

I型：与绝经有关，出现在绝经后10~15年，称为绝经后骨质疏松症。

II型：与年龄有关，出现在60~65岁以后，称为老年性骨质疏松症。

导致原发性骨质疏松症的原因可概括如下：

绝经后及至老年，雌激素逐渐减少

雌激素对骨骼有保护作用，可促使成骨细胞生长，抑制破骨细胞，其与甲状腺素有拮抗作用。

甲状腺分泌的一种降钙素能抑制破骨细胞的活性，抑制骨溶解和吸收，降低骨消溶。

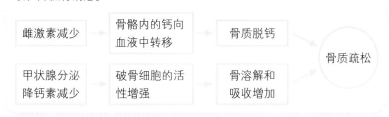

随着年龄增长，钙调节分泌失调，骨骼内的钙每日以25毫克流向血液中，久而久之，骨骼脱钙、溶解。

老年人由于牙齿脱落及消化功能降低，食欲缺乏，进食少，致使蛋白质、钙、磷、维生素及微量元素摄入不足，骨质缺乏营养而溶解。

随着年龄增长，户外活动减少，骨的耐受性下降。

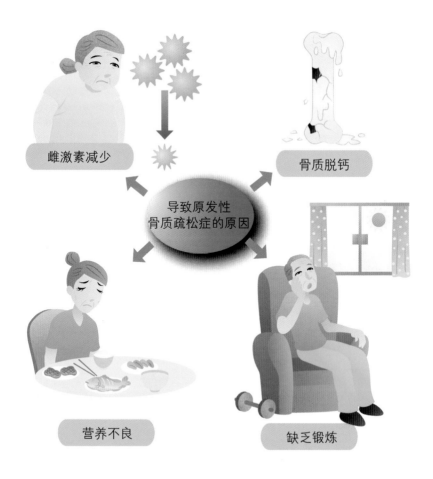

继发性骨质疏松症

由于某些疾病或某些原因(例如长期服用一些药物)诱发而成。随着不断地研究，病因渐已明朗，可分为以下几点。

1. 内分泌疾病：如肾上腺皮质素分泌过多或库欣综合征、甲状腺功能亢进、副甲状腺功能亢进、糖尿病及性腺功能低下等。
2. 胃肠肝胆疾病：主要是影响钙和维生素D的吸收，如吸收不良综合征、胃切除、慢性阻塞性黄疸及原发性胆道性肝硬化等。
3. 骨髓性疾病：如多发性的骨髓症、散在性的癌症等。
4. 结缔组织疾病：这和遗传基因出现问题有关。
5. 药物：如类固醇、甲状腺素、含铝的胃药、利尿剂等。
6. 慢性疾病：肾病及肝肾功能不全等。
7. 营养性因素：维生素A、维生素D缺乏及蛋白质摄入不足等。
8. 先天性因素：成骨不全等。
9. 失用性：长期卧床及瘫痪等。

原因不明的突发性骨质疏松症

这类情况在青壮年或少年中最多见，而且与家族遗传有关，包括青少年骨质疏松症、成人骨质疏松症，以及妊娠与哺乳期骨质疏松症。

根据骨质疏松症发生的范围又可分为：

1. 全身性：如因体内性激素减少、甲状腺及甲状旁腺功能异常等原因引起的全身骨质疏松症。
2. 局限性：如类风湿性关节炎及肢体石膏固定等引起的局部骨质疏松症。

※ 骨质疏松症与年龄和性别

女性与骨质疏松症

虽然绝经后的女性由于雌激素降低，钙吸收减少(这里指的钙吸收并非指食物中缺乏钙，而是小肠吸收力降低)，成为骨质疏松症的高危一族。但是，并不是所有女性停经后都一定会出现骨质疏松症，这要看自身是否存在一些易发因素。

骨密度低

　　骨密度在30~35岁达到高峰。体形瘦小，有遗传因素，运动不足，晒太阳不足且营养不良者。青壮年时骨密度低于正常，是绝经后容易患骨质疏松症的风险因素。

长期低钙

　　不良的饮食习惯、不均衡的膳食结构容易造成缺钙。

多胎多育

　　怀孕、哺乳妇女会流失较多的骨质，若没有及时加以补充，多数产妇易患上骨质疏松症。

雌激素不足

　　初潮晚而停经早（40岁左右）或卵巢因病切除（40岁左右）：由于体内雌激素不足，骨质流失的速度会超过形成速度。

其他原因

　　过度饮酒、大量吸烟、长期服用某些药物等都是潜在的风险因素。

男性与骨质疏松症

　　骨质疏松症与激素关系密切。

　　女性：更年期雌性激素减少是加速骨质流失的元凶。

　　男性：雄性激素同样有维持骨质密度的功能。

　　在美国，约有三成男性骨质疏松症患者，有雄性激素不足或性功能障碍的问题。雄性激素会随年纪渐长而慢慢下降，通常在50~60岁左右骨质疏松症的症状就会陆续浮现。通常，雄性激素下降的主要症状就是阳痿和性功能低下。

老人与骨质疏松症

老年性骨质疏松症已成为老年人常见的多发病之一，其中骨折率比较高，严重危害到了健康。据统计，在我国约70%~80%的中老年骨折是因骨质疏松引起的。骨折的危害很大，它会引起疼痛、驼背、身高变矮，不能行动。有20%的股骨骨折者在头6个月去世，50%的人永远失去独立生活的能力。所以，在日常生活中要提高警觉，慎防跌倒，以降低骨折的风险。例如：注意家居安全、过马路要小心、穿防滑的鞋子、避免服用令人眩晕的药物、改善视力障碍等。

易患骨质疏松症的高危人群和因素

1. 45岁以上或更年期后的女性。
2. 白种人和黄种人中肤色较白者。
3. 非自然停经（卵巢切除）。
4. 有骨质疏松症家族史。
5. 体形矮小瘦弱者。
6. 长期低钙饮食。
7. 缺乏运动。
8. 营养不良。
9. 甲状腺功能亢进。
10. 糖尿病。
11. 肾功能不全。
12. 慢性肝病。
13. 照射阳光少。
14. 过度吸烟饮酒。

重要资讯

1. 儿童和青少年时期，骨质不断增多，20多岁时达到高峰。
2. 从40岁起，不论男女骨质都开始减少，并且持续终身。
3. 发生骨质疏松症的危险取决于年轻时的骨质情况以及其后骨质减少的速度。

❋ 骨质疏松症并发症

骨折是骨质疏松症最常见的并发症。

骨质疏松症是由于饮食、运动、激素代谢、遗传等因素引起的骨量丢失，以钙、磷、蛋白质等成分丢失为主。骨骼因为骨质疏松而失去了坚韧性，使骨骼负重功能减弱，容易发生骨折。

正常人体发生骨折必须有一定外力的作用，而骨质疏松病人的骨骼脆弱，即使非常小的外力也可以发生骨折。骨质疏松性骨折多发生于脊柱、桡骨远端、股骨上端。

脊柱压缩性骨折

严重骨质疏松症的病人，无外力作用也可出现胸椎或腰椎压缩性骨折。骨折多发生于胸11、胸12、腰1、腰2椎体，多呈"鱼椎"样或"楔状"样改变。

桡骨远端骨折

桡骨远端是皮质骨与松质骨交界处，为受力的薄弱处。50~60岁的人发病率较高，女性多于男性，起因多为摔倒后手着地，出现腕部疼痛、肿胀、功能受限等。

股骨上端骨折

股骨颈骨折、股骨粗隆间骨折多发生于老年人，是骨质疏松性骨折中治疗较为困难的骨折。多因摔倒或下肢旋转导致股骨上端骨折，出现患部疼痛、肿胀、瘀斑及下肢旋转、屈髋畸形、髋关节功能障碍等表现。

踝关节骨折

骨质疏松症患者也易出现踝关节骨折。

如何得知自己患有骨质疏松症?

1. 大部分患者是没有任何症状的，但如果发现身材变矮了，现在的身高比25岁时的身高减少超过2.5厘米时，头不能紧贴墙壁，便显示可能患有骨质疏松症。

2. 仪器检测。

   - 普通X光：可诊断骨折或早期脊骨压缩性骨折，但不能准确测量骨质密度。

- 超声波骨质密度测量仪（quantitative ultrasound，QUS）：通过测量足踝骨而得知骨质密度，但只可作初步评估，并不能作为确诊工具。
- 双能量X光测量仪（DXA）：准确度高，为诊断骨质疏松的标准检查。

世界卫生组织（WHO）制定的使用双能量X光测量仪（DXA）检查骨质疏松症的诊断标准如下：

诊断	正常（normal）	低骨量或骨量不足（low bone massor osteopenia）	骨质疏松症（osteoporosis）	重度骨质疏松症（severe osteoporosis）
DXAT值（T-score）	1个标准差之内	1~2.5	低于2.5	低于2.5
兼有			未发生脆弱性骨折	发生一处或一处以上的脆弱性骨折
建议	表示骨质密度在正常范围，如有高危因素，建议5年后再做测试	表示已流失10%~30%骨质，要采取预防措施	要接受治疗	要立即治疗

骨质疏松症重在预防

骨质疏松症的发病率高，缺乏有效的单一治疗方法。从日常生活着手，长期从多方面加以预防非常重要。

预防的最佳时期

预防骨质疏松症就要从年轻开始，才能收到最佳效果。许多人认为，骨质疏松症是老年人特有的现象，与年轻人关系不大，而且也很遥远。

医学研究指出：骨质疏松症开始于青年时代，近年还趋向年轻化，成因和生活饮食息息相关。

儿童期：骨骼中的骨量稳定增加。

青春期：骨量迅速增加。

35~40岁后：骨量开始下降。

女性停经后：骨量下降的速度明显快于男性。

每个人的骨量高峰值与骨质疏松症有直接关系。骨量的峰值化愈高，说明体内骨的储备量愈多，随后即便每年逐渐流失一部分，剩余部分亦足以延迟骨质疏松症的出现时间。但如果骨量储备本身并不足够，随着逐年流失（特别是女性绝经后骨质流失会加快），骨质疏松的症状必然会提前出现。

所以，骨质疏松症强调的是预防胜于治疗，预防要从年轻时开始，从现在开始。

自我保健对策

运动

运动可以减缓骨质流失的速度，尤其是各种负重运动，例如走路、慢跑、上楼梯等。有意识地让自己多参与这些运动，当下肢承受全身的重量时，可以增强骨质，还可以改善灵敏度、肌肉的运动以及身体的平衡性。

摄取足够钙质

成年人每天大约需要钙质1000~1200毫克，牛奶和小鱼干是最佳来源。另外，绿色蔬果、维生素D、水产类、豆制品也是很好的补钙食物。

饮食起居要正常

吸烟、饮酒、饮咖啡都会造成骨质流失，努力让自己改变这些不良习惯。
增强体质，保持健康体魄。糖尿病、高血压、甲状腺功能亢进这类疾病患者都是骨质疏松症的高危人群。

定期接受骨质密度检查

约每年检查一次，具体请参阅前项X光、超声波等检查。

骨质疏松症中医辨证治疗

骨质疏松症属于中医学"骨痹"、"骨痿"、"虚劳"的范畴，其病因多为脏器虚损，脾、肾二脏先天和后天不足。

骨与脾、肾二脏关系密切，在生理上，肾为先天之本，脾为后天之源。脾之健运，生化精微，须借助于肾阳的温煦；肾中精气依赖脾所运化的水谷精微的培育和充养，才能不断充盈和成熟。脾和肾在病理上互为因果，脾虚可引起肾虚，肾虚可导致脾虚。若脾不运化，脾精不足，肾精乏源或肾精本虚，脾肾俱虚，骨骼失养，则骨骼脆弱无力，终致骨质疏松。

《素问》：女子七岁。肾气盛，齿更发长；二七而天癸至，任脉通，太冲脉盛，月事以时下，故有子；三七，肾气平均，故真牙生而长极；四七，筋骨坚，发长极，身体盛壮；五七，阳明脉衰，面始焦，发始堕；六七，三阳脉衰于上，面皆焦，发始白；七七，任脉虚，太冲脉衰少，天癸竭，地道不通，故形坏而无子也。丈夫八岁，肾气实，发长齿更；二八，肾气盛，天癸至，精气溢泻，阴阳和，故能有子；三八，肾气平均，筋骨劲强，故真牙生而长极；四八，筋骨隆盛，肌肉满壮；五八，肾气衰，发堕齿槁；六八，阳气衰竭于上，面焦，发鬓斑白；七八，肝气衰，筋不能动，天癸竭，精少，肾脏衰，形体皆极；八八，则齿发去。

肾者主水，受五脏六腑之精而藏之，故五脏盛，乃能泻。今五脏皆衰，筋骨解堕，天癸尽矣。故发鬓白，身体重，行步不正，而无子耳。老年人机体功能衰退，易受外邪侵袭，使经络不通、气血不畅，故老年人脾肾俱虚的同时，往往伴随血瘀的存在。血瘀可致气血运行障碍，营养物质不能濡养脏腑，引起脾肾俱虚，而加重症状。

此外"肝主筋"、"肾主骨"、"肝肾同源"，肾阴虚可导致肝阴虚，最后发展为肝肾阴虚，髓枯筋痿，而致骨痿。

目前中医对骨质疏松分型治疗有如下几方面。

脾气虚衰

症状：	腰背酸痛，双膝行走无力，甚则轻微运动就引起胸背剧痛，或腰弯背驼，纳少腹胀，饭后尤甚，大便溏薄，肢体倦怠，少气懒言，面色萎黄或㿠白，或浮肿，或消瘦，舌淡苔白，脉缓弱无力。
治法：	健脾益气，温阳补肾。
代表方：	参苓白术散加减、归脾汤、十四味建中汤或补中益气汤加减。

肝肾阴虚

症状：	腰背酸痛，腰膝酸软，疲乏少力，头晕目眩，耳鸣健忘，失眠多梦，咽干口燥，胁痛，五心烦热，颧红盗汗，舌红少苔，脉细数。
治法：	柔肝益肾，滋阴壮骨。
代表方：	六味地黄丸或左归饮。

肾阴虚证

症状：	腰膝酸痛，眩晕耳鸣，失眠多梦，患部痿软微热，关节僵硬。男子阳强易举，遗精，妇女经少经闭，或崩漏，形体消瘦，潮热盗汗，五心烦热，咽干颧红，溲黄便干，舌红少津，脉细数。
治法：	滋阴壮骨，益肾填精。
代表方：	左归丸加减或虎潜丸加减。

肾阳虚衰型

症状： 腰膝酸软而痛，畏寒肢冷，尤以下肢为甚，头晕目眩，精神萎靡，面色㿠白或黧黑，舌淡胖，苔白，脉沉弱。或阳痿，妇女宫寒不孕；或大便久泻不止，完谷不化，五更泄泻；或浮肿，腰以下为甚，按之凹陷不起；甚则腹部胀满，全身肿胀，心悸咳喘等。

治法： 温肾助阳补虚。

代表方： 肾气丸或右归丸加减。

肾精不足型

症状： 患部酸楚隐痛，筋骨痿弱无力，表现为早衰，发脱齿摇，健忘恍惚，舌红，脉细弱。

治法： 滋肾填精，益气补血。

代表方： 龟鹿二仙膏加减或七宝美髯丹加减。

风寒湿盛

症状： 腰膝酸痛，痿软，肢节屈伸不利或麻木，畏寒喜温，心悸气短，舌淡苔白，脉细弱。

治法： 祛风散寒，活血通络，补益肝肾。

代表方： 独活寄生汤。

气滞血瘀型

症状： 凝滞强直，筋肉挛缩，活动受限或刺痛拒按。唇甲晦暗，肌肤甲错，舌质紫暗，脉细涩。

治法： 行气活血，化瘀止痛。

代表方： 身痛逐瘀汤加减。

※ 饮食原则

提起骨质疏松症的食疗调理，不少人第一时间就会想到补钙，但还需要其他物质互相协调，均衡饮食，才能达到理想的效果。

1.建议每日钙质摄取量。

儿童	出生至1/2岁	360毫克
	1/2~1岁	600毫克
	1~10岁	800毫克
	10~18岁	1200毫克
成人	停经前妇女	1000毫克
	停经后妇女	1500毫克
	男士	1000毫克
	怀孕/哺乳期妇女	1200~1500毫克

多选择含丰富钙质的食物，例如：

奶类食品：如牛奶、奶类制品、芝士、乳酪等(可选择一些低脂或脱脂产品，以免造成过胖)。

海产类：连骨或壳食用的海产，如文昌鱼、银鱼干及虾米等。

豆品类：板豆腐、加钙豆浆、素鸡、腐竹及豆腐皮等。

蔬菜类：深绿色的蔬菜，如白菜、西蓝花、菜心等。

果仁类：如杏仁及芝麻等。

2.保持磷质的平均水平。

钙和磷是一对拍档，一个也不能少，钙磷比例在2：1时，钙和磷容易在骨中沉积，而钙和磷比例失当就会影响钙的吸收和利用，当钙和磷都不足时骨量就会减少。

3.保证摄取足够维生素A、维生素D及蛋白质，钙的吸收需要它们的参与。

维生素A：有助骨骼钙化。

维生素D：帮助吸收钙，例如鸡蛋黄。

蛋白质：对钙的吸收和贮存起重要作用，但不宜过量。

4.减少进食含高盐分的食物，如咸鱼和豉油等调味料，以减少钙质流失。

5.切勿吸烟、酗酒。

6.少饮用含咖啡因的饮品如咖啡、浓茶等。

绿灯食物（优先选用）

乳酪、鲜奶、蟹、虾米、蚌、豆腐、芝麻、木耳、紫菜、苋菜、黑豆、黄豆等。

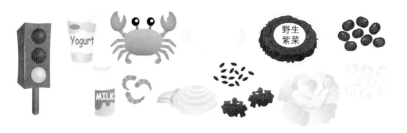

黄灯食物（减少食用）

少吃糖、咸鱼、豉油、腊肠、腊肉、咸蛋、咖啡、浓茶等。

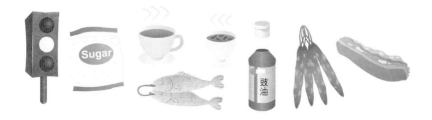

红灯食物（避免食用）

汽水、酒和副食品香烟等。

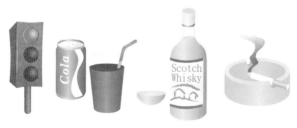

骨质疏松症谬误Q&A

 骨质疏松症患者补钙是否愈多愈好？

　　骨质疏松症患者确实需要补钙，但绝不是补得愈多愈好。补钙过多会使身体的钙水平明显增加，医学上称为"多钙症"，其症状是体力下降，容易疲劳、腹泻、头痛，长期患有多钙症的人，身体的器官会出现钙化，如泌尿系统结石等，功能受损。

钙中毒

过量指标：　　每日摄取5克以上的钙质即是过量。

高血钙症状：　全身倦怠、食欲缺乏、呕吐、便秘、烦渴、脱水、疲乏欲睡。

 最好的补钙方法是什么？

　　喝牛奶可以补充钙质不足，是预防骨质疏松症的好方法。全世界的医学专家公认，喝牛奶是补钙最好的途径。这既是科学实验的结果，也是预防骨质疏松症最通行的办法。

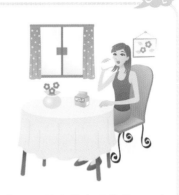

　　牛奶中含有丰富的钙质，每100毫升牛奶中含有104毫克钙。每瓶鲜牛奶（260毫升）含钙约260毫克，如果每人每日喝2瓶鲜牛奶，便能获得500毫克以上的钙质，如果再从食物中吸收约400毫克的钙，基本上就可以保证每日对钙的需求。因此，长期坚持喝牛奶可以增加钙储备，减少钙流失，有效减缓骨质疏松症的进展。

补钙一定要同时补充维生素 D 吗？

　　答案是肯定的，维生素 D 在治疗和预防骨质疏松症方面举足轻重，是钙能够有效被身体吸收的条件，没有维生素 D，人体不可能有效吸收钙。

 治疗和预防骨质疏松症为何常用维生素 A？

　　维生素 A 在预防及治疗骨质疏松上扮演着重要角色，常与维生素 D 合用。当身体缺乏维生素 A 时，骨质会出现变性，软骨的骨化过程就会放慢或停止，但骨膜的骨化过程仍在进行，容易造成骨骼畸形。

 多喝骨头汤就能预防骨质疏松症吗？

　　许多人认为，只要多喝骨头汤就可以补钙，可以预防骨质疏松症，其实这是一种误解。

　　骨骼的基本成分是钙和胶原蛋白，但已形成骨骼的钙是一种被骨化的钙盐，而不是人体可以吸收利用的钙离子，并且这种钙盐被胶原蛋白黏合了起来，所以骨头汤中的绝大部分钙盐，不能被人体有效吸收利用。

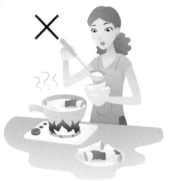

　　经测算，每 500 克猪骨中含有约 30~50 毫克的钙，而中国营养协会推荐每日钙的摄取量为 800~1000 毫克。

　　所以，喝骨头汤只是预防的辅助方法。

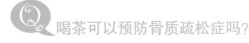

Q 喝茶可以预防骨质疏松症吗？

茶叶的功效很多，不但生津止渴，增强食欲，帮助消化，而且有助预防骨质疏松症。

茶叶中含有大量的氟元素，而氟是骨代谢不可缺的元素之一，适量的氟化物有利钙、磷沉积在骨骼上，使骨骼具有一定的强度。如果体内氟元素含量过少，就会出现骨质疏松症现象，骨骼变脆变软，甚至出现骨折。

经常喝茶可以有效补充氟，防止或减慢骨质疏松症的发生和进展。根据研究发现，在世界各国50多种茶叶中，中国的乌龙茶和绿茶含氟量最高，预防骨质疏松症的效果也最好。

Q 晒太阳能否预防骨质疏松症？

晒太阳的确可以预防和治疗骨质疏松症。因为接受紫外线的照射，可以有效帮助皮肤内维生素D的转化，但是必须持之以恒才能收到好效果。

专家建议：每周晒太阳4~6次，每次10~15分钟，让脸和手都晒到阳光。最佳时间为上午10点之前，以及下午3点以后，因为这段时间的紫外线较弱，感觉也舒服。

骨质疏松症患者应否做运动？

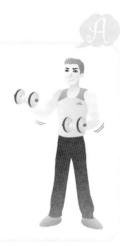

适量的负重运动是必需的，骨骼也和肌肉一样，需要不断参与运动才能维持强健，适度的负重运动能够增加骨质。

因为活动时，全身的血液循环会加强，骨骼中的血流增加了，制造骨骼的活动也随之旺盛起来，从而将血钙储存到骨骼之中，使骨骼变得更强健。

例如，步行、太极、健身操等。保持每星期最少做3次，每次30~60分钟的运动。

 骨质疏松症只有老年人才患，小朋友及青年人无须预防？

骨质疏松症并不是老年人的专利，事实上，踏入40岁的女性，部分人可能就已有骨质密度过低的情况。此外，男性也有可能患上骨质疏松症。因此，任何年纪的人士都应做好预防措施。儿童和青少年阶段是骨质密度的形成期，这个时期形成的骨质密度愈高，日后出现骨质疏松的机会便会相对降低。

 素食者吃什么食物才能获得足够的营养来预防骨质疏松症？

绿叶蔬菜如菠菜、西蓝花、西芹等既是丰富的钙源，也含有利于钙吸收和利用的镁。另外，种子类食物和坚果中也含有丰富的钙和镁。至于对奶或奶制品不适合的一些人，可以用豆浆代替，它含有丰富的钙、磷、铁等物质，对预防骨质疏松症很有帮助。

骨质疏松症的自然食疗

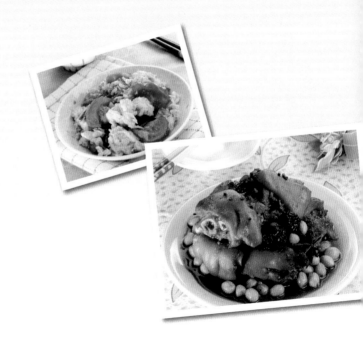

特效中药

　　中医认为，骨质疏松症的产生主要与脾、肾、肝等功能失调有关。脾虚可引起肾虚，肾虚可导致脾虚。若脾不运化，脾精不足，肾精乏源或肾精本虚，脾肾俱虚，骨骼失养，则骨骼脆弱无力，最终导致骨质疏松。"肝主筋"、"肾主骨"、"肝肾同源"，肾阴虚可导致肝阴虚，最后发展为肝肾阴虚，髓枯筋痿，而致骨痿（骨质疏松）。所以，能调补脾、肾、肝的中药，对骨质疏松症均有调治作用。

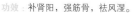

淫羊藿

功效：补肾阳，强筋骨，祛风湿。

实验证明，淫羊藿具有促进骨髓细胞DNA的合成作用，其所含的总黄酮可通过保护性腺、抑制骨吸收和促进骨形成等途径，使机体骨代谢处于骨形成大于骨吸收的正平衡状态，防止骨质疏松症的发生。

应用：主要用于骨质疏松症肾阳虚衰，风寒湿盛之筋骨痿软，步履艰难，风湿痹痛，麻木拘挛等。

用量：3~9克。

使用注意：阴虚而相火易动者忌服。

味辛、甘，性温。

骨碎补

功效：补肾强骨，续伤止痛。

现代研究表明，所含的总黄酮能提高去卵巢大鼠的骨密度，提高血钙含量，促进骨形成，对骨质疏松具有明显的防治作用。另外，能促进骨对钙的吸收，提高血钙和血磷水平，有利于骨折的愈合。

应用：骨质疏松肾阳虚衰腰痛，或致跌扑闪挫、筋骨折伤等。

用量：3~9克。

使用注意：阴虚内热者禁服。骨碎补忌羊肉、羊血、芸苔菜。不宜与风燥药同用。

味苦，性温。

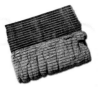

杜仲

功效：补肝肾，强筋骨，安胎。

现代研究表明，杜仲叶提取物有一定的促进成骨细胞增殖、调节成骨细胞代谢的作用。

应用：骨质疏松症肾阳虚衰或肾精不足之腰脊酸疼，足膝痿弱无力等。

用量：煎汤，6~15克。

使用注意：阴虚火旺者慎服。

味甘，性温。

人参

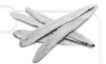

功效：大补元气，复脉固脱，补脾益肺，生津止渴，安神益智。

现代研究指出，人参能使去卵巢大鼠的尿钙降低，骨钙增加，血碱性磷酸酶有增加趋势，提示人参可能有促进骨合成和抑制骨吸收作用。

应用：骨质疏松症兼脾气虚弱而腰背酸痛，双膝行走无力，纳少腹胀，饭后尤甚，肢体倦怠，少气懒言等。

用量：3~9克。

使用注意：

1. 人参不可滥用。体质壮实的人，无虚弱现象则不必进服补药，妄用本品。注意季节变化，一般来说，秋冬季节天气凉爽，进食比较好，而夏季天气炎热，则不宜食用。

2. 服用人参后忌吃萝卜(含白萝卜和青萝卜)和各种海味。古医书讲萝卜"下大气，消谷……"。现代研究也指出，萝卜消食利尿。这两者，一个大补气，一个下大气，正好抵消。故有此一忌。

3. 忌饮茶。服人参后，不可饮茶，以免使人参的作用受损。

4. 无论是煎服还是炖服，忌用金属炊具。

5. 人参忌与葡萄同吃。葡萄中含有鞣酸，极易与人参中的蛋白质结合生成沉淀，影响吸收而降低药效。

味甘、微苦，性平。

黄芪

功效：益气固表、敛汗固脱、托疮生肌、利水消肿。

研究表明，黄芪有促进成骨细胞增殖、分化和成熟的作用。

应用：骨质疏松脾气虚弱腰背酸痛，关节疼痛，行走无力等。

用量：10~30克。

使用注意：表实邪盛，气滞湿阻，食积停滞，痈疽初起或溃后热毒尚盛等实证，以及阴虚阳亢者，均须禁服。

味甘，性温。

升麻

功效：发表透疹，清热解毒，升举阳气。

有升举脾胃清阳之气，增强消化功能，促进营养吸收。研究表明，升麻提取物有类植物激素样作用，对去卵巢大鼠的骨吸收亢进具有显著的抑制作用。

应用：骨质疏松脾气虚弱型，增其后天之源，强化骨骼。

用量：3~9克。

使用注意：阴虚阳浮，喘满气逆或麻疹已透之证忌服。服用过量可产生头晕、震颤、四肢拘挛等症。

味辛、微甘，性微寒。

丹参

功效：活血调经，祛瘀止痛。

研究表明，丹参水提物可有效预防糖皮质激素引起的大鼠骨质疏松，其作用机制主要通过抑制骨吸收，促进成骨细胞功能，促进骨基质合成。

丹参有促进创伤愈合的作用，对人工骨折的家兔，能减轻局部瘀血，改善局部循环，促进骨折愈合。其促进骨折愈合的作用，与其提高血清锌含量、加强骨折断端邻近骨组织中锌的动员以及通过提高骨痂中锌含量、锌/铜比值来加速骨痂组织生长和钙化过程有关。

应用：骨质疏松症气滞血瘀型关节疼痛等、风寒湿盛之湿痹酸痛等症状及骨折后的康复期。

用量：6~12克。

使用注意：反藜芦。孕妇慎用。

味苦，性微寒。

甘草

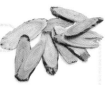

功效：补脾益气，清热解毒，祛痰止咳，缓急止痛，调和诸药。

研究表明，甘草酸能维持骨的正常代谢，促进骨钙和骨微量元素的平衡，防止骨质丢失。

应用：骨质疏松症脾气虚弱，倦怠乏力，及各证型导致的四肢牵急疼痛。

用量：3~9克。

使用注意：不宜与大戟、芫花、甘遂同用。不可与鲤鱼同食，同食会中毒。

味性平，性味甘。

当归

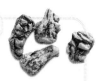

功效：补血养虚、活血止痛，润肠通便。

研究表明，当归可促进骨髓和脾细胞的造血功能，并有显著镇痛作用。

应用：骨质疏松症气滞血瘀型关节疼痛等。

用量：6~12克。

使用注意：月经过多、有出血倾向、阴虚内热、大便溏泄者均不宜服用。

味甘、辛，性温。

田七（三七）

功效：化瘀止血，活血止痛。

研究表明，三七总苷可促进大鼠成骨细胞的增殖、分化，促进成骨细胞中OPG的表达。对小鼠扭体法、热板法及大鼠光辐射甩尾法等多种疼痛模型有镇痛作用。镇痛有效成分为人参二醇皂苷。

应用：骨质疏松症气滞血瘀型关节疼痛等。

用量：一日3~10克。

使用注意：孕妇慎用。

味甘、微苦，性温。

白术

功效：健脾益气，燥湿利水，止汗，安胎。可补脾益气，促进消化。

研究表明，白术有调节骨髓造血功能，增强机体免疫力功能。甘草酸能维持骨的正常代谢，促进骨钙和骨微量元素的平衡，防止骨质丢失。

应用：骨质疏松症脾气虚弱，不思饮食，倦怠无力及风寒湿盛之湿痹酸痛等。

用量：6~12克。

使用注意：阴虚燥渴，气滞胀闷者忌服。

味苦、甘，性温。

牡蛎

功效：平肝潜阳，重镇安神，软坚散结。

《神农本草经》中记载"(牡蛎)久服，强骨节，杀邪气，延年"。

牡蛎中的钙含量接近牛奶，铁含量为牛奶的21倍，还有丰富的碳酸钙、微量元素等，有助于骨骼、牙齿的生长。

应用：骨质疏松症肾阴虚衰引起的腰痛。

用量：15~30克。

使用注意：本品多服、久服，易引起便秘和消化不良。

味咸，性微寒。

阿胶

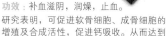

功效：补血滋阴，润燥，止血。

研究表明，可促进软骨细胞、成骨细胞的增殖及合成活性，促进钙吸收。从而达到防治骨质疏松的作用

应用：

1. 骨质疏松症肾阴虚衰之腰痛。
2. 用于血虚萎黄，眩晕心悸，肌瘦无力，心烦不眠，虚风内动，肺燥咳嗽，劳嗽咯血，吐血尿血，便血崩漏，妊娠胎漏。

用量：烊化兑服，3~9克。

使用注意：脾胃虚弱者慎服。

味甘，性平。

中药材的选购要诀

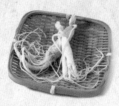

人参

以枝大、纹细、芦头长、有圆芦及珍珠点，无霉变、无虫蛀、无折损者为佳。

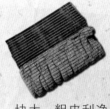

杜仲

以皮厚、块大、粗皮刮净、内表面色暗紫、胶丝呈银白色且多而长者为佳。

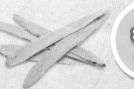

黄芪

以条粗长，皱纹少，粉性足，质坚实而绵，味甜者为佳。

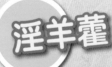
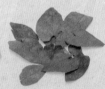

淫羊藿

以色青绿、无枝梗、叶整齐不碎者为佳。

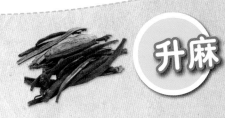

表面呈黑褐色或棕褐色，粗糙不平，有数个空洞的茎痕，洞内壁显网状沟纹，下面凹凸不平，具有根痕。体轻，质坚硬，不易折断，断面粗糙，有裂隙，纤维性者佳。

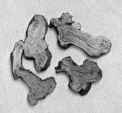

白术以个大、表面灰黄色、断面黄白色、气香浓、有云头、质坚实、无空心者为佳。

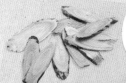

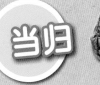
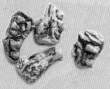

以外皮细紧、色红棕、质坚实、断面色黄白、粉性足、味甜、嚼之纤维少者为佳。

以主根粗长、油润、外皮黄棕色、断面黄白色、气味浓郁者为佳。

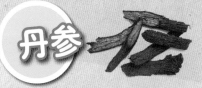
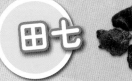
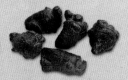

丹参以根条粗壮、色紫红色、肉质饱满，无芦头、须根、泥沙、杂质、霉变、虫蛀者为佳。

以体重、粒大、质坚、表面光滑、断面色灰绿或黄绿、无裂隙者为佳。

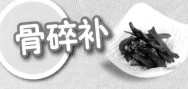
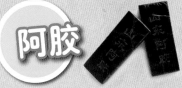

以条粗大、棕色者为佳。

以块质坚脆，味微甜，乌黑光亮，透明，无腥臭，经夏不软者为佳。

天然食材

　　中医饮食营养学认为，饮食养生，饮食治疗，饮食节制，饮食宜忌，四者不可分离。食物和药物均为天然食材，两者功效近似。而食物的优点是可融合于日常生活中，从而达到饮食养生、饮食治疗的作用。能够对骨质疏松症有改善和调治作用的天然食材，均对脾、肾、肝有调补作用。适当进食含有较丰富的钙、磷、铁、镁等微量元素，以及含有维生素A、维生素D及蛋白质等营养素的食物，对预防、调补及治疗骨质疏松症均有功效。

一、蔬菜类

蕹菜

别名：空心菜、通心菜等。

功效：清心除烦，凉血止血，清热通便，降血糖，降血脂，降血压。

成分：含蛋白质、钙、维生素A、维生素B_1、维生素B_2、维生素B_6、维生素C、维生素E、维生素K、烟碱酸、叶酸、镁、粗纤维素等。

应用：

1. 骨质疏松症的食物调养。
2. 热扰心神所致的烦躁、失眠等。
3. 血热妄行引起的鼻衄（鼻出血）、小便出血等。
4. 内热肠燥引起的大便秘结。
5. 糖尿病患者。
6. 高血脂及高血压患者。

使用注意：

1. 蕹菜性寒，虚寒体质不宜多食，经常腹泻者慎用。
2. 孕妇及女性经期慎用。
3. 低血压患者不宜多食。

味甘，性寒。

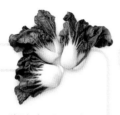

小白菜

别名：油白菜。

功效：清热解烦，利尿解毒，润肠通便。

成分：含蛋白质、钙、维生素A、B族维生素、维生素C、烟碱酸、叶酸、胡萝卜素、粗纤维素等。

应用：

1. 骨质疏松症的食物调养。
2. 热扰心神所致的烦躁、失眠等。
3. 湿热下注所致小便不利，以及多种便秘，防癌抗癌。
4. 减肥。

使用注意：

1. 脾胃虚寒所致腹泻者不宜多食。
2. 烹饪时，宜大火快炒，使叶子保持鲜嫩、叶梗爽脆，烹煮时间不宜过长，以免营养素流失。

味甘，性微寒。

茼蒿

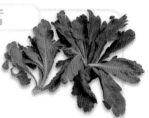

别名：蓬蒿菜、菊花菜等。

功效：养心安神，健脾开胃，降压补脑。

成分：含蛋白质、维生素B₁、钙、铁、磷、胡萝卜素、胆碱、挥发油等。

应用：

1. 骨质疏松症的食物调养。
2. 阴虚烦热、失眠多梦者。
3. 食欲缺乏，胃脘不适，大便秘结者。
4. 高血压患者和记忆力减退者。

使用注意：

脾胃虚寒所致腹泻者不宜多食。

味辛甘，性平。

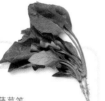

菠菜

别名：赤根菜、菠菱菜等。

功效：明目养颜，清热除烦，通肠导便，降血压、降血脂，稳血糖、抗氧化。

成分：含蛋白质、食物纤维、钙、磷、铁、维生素A、维生素B₁、维生素B₂、维生素C、胡萝卜素。

应用：

1. 骨质疏松症的食物调养。
2. 热扰心神所致的烦躁、失眠等。
3. 夜盲症，皮肤粗糙，皮肤松弛者。
4. 习惯性便秘，大便干结者。
5. 高血压、高血脂、糖尿病患者。

使用注意：

1. 患有泌尿系统结石及肾功能不全者不宜食用。
2. 脾胃虚寒所致大便稀烂者不宜食用。

味甘，性凉。

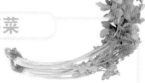

芹菜

别名：旱芹、香芹、水芹。

功效：清热除烦，平肝降压，利水消肿，凉血止血，降血脂。

成分：含有蛋白质、维生素C、维生素P、烟酸及钙、磷、铁、芹菜苷、挥发油等。

应用：

1. 骨质疏松症的食物调养。
2. 热扰心神所致的烦躁、失眠等。
3. 高血压、高脂血症、血管硬化患者。
4. 小便热涩不利、尿血尿浊、湿热水肿者。

使用注意：

1. 血压偏低者慎用。
2. 脾胃虚寒所致大便稀烂者食之宜慎。
3. 婚育期男士应少吃芹菜。

味甘苦，性凉。

二、谷豆、水果及干果类

红米

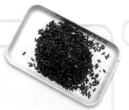

别名：红大米。

功效：宁心安神，益气养血，活血化瘀。

成分：碳水化合物、蛋白质、钙、磷、维生素 B_{12} 等。

应用：

1. 骨质疏松症的食物调养。
2. 虚烦不眠、思绪难以集中者。
3. 贫血所致头晕眼花、记忆力下降。
4. 脾胃虚弱所致气短无力、胃口欠佳、大便稀烂等。
5. 跌打损伤者。

使用注意：

1. 月经期间不宜服食。
2. 阴虚体质不宜爆炒食用，以免伤阴助火。

味甘，性平。

黑豆

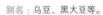

别名：乌豆、黑大豆等。

功效：补肾益脑，健脾利水，益气止汗，解毒和胃。

成分：蛋白质、碳水化合物、胡萝卜素、维生素 B_1、维生素 B_2 等。

应用：

1. 骨质疏松症的食物调养。
2. 肾虚腰痛，腰膝酸软，耳鸣耳聋，夜间尿多而影响睡眠者。
3. 脾虚水肿。
4. 自汗盗汗者。
5. 药物或食物中毒者。

使用注意：

1. 脾胃虚弱者不宜多食，否则易感腹胀反而影响睡眠。
2. 黑豆炒熟热性大，多食易上火。

味甘，性平。

黑芝麻

别名：胡麻。

功效：调养肝肾，润肠通便，乌须发。

成分：含芝麻素、芝麻林素、不饱和脂肪酸、卵磷脂、膳食纤维、钙、镁等。

应用：

1. 骨质疏松症的食物调养。
2. 肝肾不足所致头晕眼花、腰酸腿软，耳鸣耳聋而影响睡眠者。
3. 肝肾不足所致头发早白。
4. 习惯性便秘，糖尿病患者。

使用注意：

1. 芝麻多油脂，易引起滑肠，时常腹泻的人不宜食。
2. 中医认为，芝麻是一种发物，凡患疮毒、湿疹等皮肤病者不宜食用。

味甘，性温。

龙眼

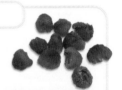

别名：桂圆、益智等。

功效：补益心脾，养血安神，润肤美容。

成分：含碳水化合物、蛋白质、铁、钙、维生素A、维生素 B_1、维生素 B_2、维生素C。

应用：

1. 骨质疏松症的食物调养。
2. 气血不足所致的面色无华、神疲乏力。
3. 心血亏虚所致的心悸、失眠、健忘、神经衰弱等。
4. 病后、产后身体虚弱者。

使用注意：

1. 外感表证初起不宜食。
2. 湿阻中满及有痰饮、痰火者不宜食。

味甘经，性温。

核桃

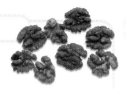

别名：胡桃仁、胡桃肉、合桃等。

功效：补肾纳气、温肺定喘、润肠通便、排石。

成分：含丰富的蛋白质、脂肪、碳水化合物、维生素 B_2 及钙、磷、铁等。

应用：

1. 骨质疏松症的食物调养。
2. 肺肾两虚的喘咳、失眠。
3. 腰痛脚软、阳痿遗精、小便频数等。
4. 肠燥便秘。
5. 尿路结石。

使用注意：

1. 阴虚火旺、痰热咳嗽不宜用。
2. 便溏腹泻者不宜用。

味甘，性温。

红枣

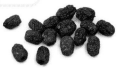

别名：大枣等。

成分：富含蛋白质、脂肪、碳水化合物、胡萝卜素、维生素 B 族、维生素 C、维生素 P，以及磷、钙、铁等。

功效：补中益气，养血安神。

应用：

1. 骨质疏松症的食物调养。
2. 气血不足之面色萎黄，失眠等。
3. 脾胃虚弱之四肢无力、食少便溏等。
4. 缺铁性贫血、动脉硬化、妇女月经过多以及便血等。
5. 妇人脏躁（主要为女性更年期综合征）。

使用注意：中满痰多者不宜服。

味甘，性平。

桑葚

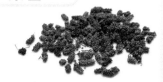

别名：桑果、桑枣等。

成分：蛋白质、脂肪、碳水化合物、维生素 A、维生素 B、维生素 C、钙、镁、磷、铁、胡萝卜素、烟碱酸等。

功效：补益肝肾、补血安神、生津润肠。

应用：

1. 骨质疏松症的食物调养。
2. 肝肾阴亏所致腰膝酸软、目涩耳鸣、关节不利。
3. 血虚津亏引起的烦热失眠、皮肤干燥、肠燥便秘等。

使用注意：脾胃虚寒便溏者不宜用。

味甘，性寒。

苹果

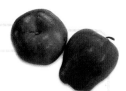

《饮膳正要》指出苹果有"令人好睡"的功效，常吃对睡眠有帮助。

成分：含有大量的果胶，还含胡萝卜素、维生素 B、维生素 C、钙、磷、钾、锌、碘等。

功效：除烦安神，生津止渴，健脾和胃，增强记忆，降血压，降胆固醇。

应用：

1. 骨质疏松症的食物调养。
2. 烦热口渴，睡眠欠安，记忆力下降。
3. 胃口欠佳，食易腹胀。
4. 高血压及高血脂者。

使用注意：

1. 平素胃寒者勿食生冷苹果。
2. 患有糖尿病者不宜多食。

味甘酸，性平。

三、肉类、蛋奶类及水产类

乌鹩

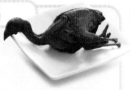

别名:越鸟、越雉、花鸡等。

成分:碳水化合物、蛋白质、脂肪、钙、磷、铁、胡萝卜素、维生素B_1、维生素B_2、色氨酸等。

功效:健脑安神、健脾开胃。

应用:

1. 骨质疏松症的食物调养。

2. 心脾两虚或用脑过度所致失眠多梦,健忘等。

3. 脾胃气虚所致不思饮食,食后易胀,气短体瘦等。

使用注意:

有阴虚内热及皮肤病者慎食。

味甘,性温。

鸡蛋

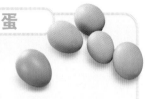

别名:鸡卵、鸡子等。

成分:碳水化合物、蛋白质、脂肪、钙、磷、铁、维生素A、维生素D、卵磷脂等。

功效:滋阴养血,健脑宁心。

应用:

1. 骨质疏松症的食物调养。

2. 阴血不足所致失眠烦躁、心悸。

3. 血虚所致的乳汁减少,眩晕、夜盲等。

4. 健忘,神情呆钝,动作迟钝等。

使用注意:

1. 不宜多食,否则易导致血脂增高。

2. 凡痰湿偏盛,舌苔厚腻者,不宜多食。

味甘,性平。

牛奶

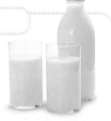

别名:牛乳等。

成分:蛋白质、脂肪、糖类、钙、磷、铁、维生素B_1、色胺酸等。

功效:健脑益智,宁心强志,生津润肠。

应用:

1. 骨质疏松症的食物调养。

2. 用脑过度而失眠者。

3. 儿童生长发育期。

4. 体虚便秘者。

使用注意:

1. 脾胃虚寒,腹胀腹泻者不宜。

2. 素有痰湿积饮者不宜。

味甘,性平。

瑶柱

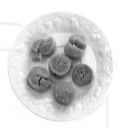

别名:元贝、江瑶柱等。

主要成分:含蛋白质、钙、磷、铁、锌、硒等。

功效:补肾安神,调和脾胃。

应用:

1. 骨质疏松症的食物调养。

2. 肾虚所致夜尿频数,夜眠欠安,眩晕头昏,咽干口渴等。

3. 脾胃虚弱引起的食少羸瘦,气短倦怠,食滞难消等。

使用注意:

有过敏体质及皮肤病者慎用。

味甘、咸,性平。

海参

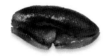

别名：刺参等。

主要成分：富含蛋白质，含碘量高，还含钙、铁、多糖类、海参素等。

功效：补肾缩尿，养血益精，滋阴润燥。

应用：

1. 骨质疏松症的食物调养。
2. 心肾虚弱引起的阳痿、早泄、遗精、小便频数、失眠气短以及各种失血后的贫血，还用于肠燥便秘等。

有研究认为：海参中"海参素"有抑制肿瘤生长的作用，海参还是较好的降压食品。

使用注意：

有肠滑便泄及痰湿内盛者不宜食用。

味咸，性温。

海带

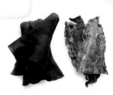

别名：昆布等。

主要成分：含蛋白质、碘、钙、磷、钾、硒、维生素A、维生素B_1、维生素B_2等。

功效：清热安神，消痰软坚，利水消肿。

应用：

1. 骨质疏松症的食物调养。
2. 适用于痰热偏盛引起的失眠、甲状腺肿大、瘿瘤、肥胖症、脚气浮肿及水肿、淋巴肿大、睾丸肿痛者等。

有记载称：海带有降血压、降血脂、防癌等作用。

使用注意：

海带性寒，有胃寒胃痛者不宜食。

味咸，性寒。

海蜇

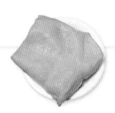

别名：水母等。

主要成分：含蛋白质、脂肪、钙、磷、铁、碘、碳水化合物、维生素B_1、维生素B_2、烟酸等。

功效：化痰软坚，清热安神，润肠降压。

应用：

1. 骨质疏松症的食物调养。
2. 痰热偏盛之失眠、支气管炎、哮喘、头风、高血压、大便燥结、单纯甲状腺肿等。

使用注意：

1. 海蜇平而偏凉，能伤阳助寒，脾胃虚寒者不宜。
2. 不宜食用未经处理的海蜇，否则易引起呕吐、腹泻等中毒症状。
3. 慢性肠炎患者不宜食用。

味咸，性平。

食材的 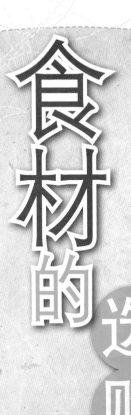 选购要诀

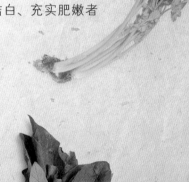

芹菜

以不带老梗、黄叶和泥土，叶柄无虫伤、色泽鲜绿或洁白、充实肥嫩者为佳。

菠菜

叶嫩色泽浓绿，根为红色，无抽薹开花，不带黄烂叶者为佳。

茼蒿

以叶片是否鲜脆、嫩绿者为佳。

蕹菜

挑选茎叶完整、菜梗较粗的品种，以叶大、色绿、新鲜细嫩、不长须根者为佳。

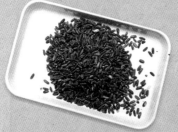

红米

以红透质酥，陈久为佳。

小白菜

以叶片完整、坚挺不枯萎、叶绿茎白，以及茎叶都肥厚者较佳。

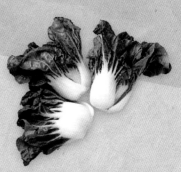

黑豆

以豆粒颗粒大，饱满完整，表皮黑色有光泽者为佳。

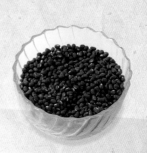

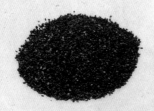

黑芝麻

以粒大饱满，色黑，表面平滑有光泽者为佳。

桂圆

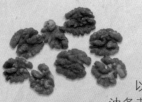

龙眼干以身干、片大、肥厚、棕黄色、味甘者为佳。

新鲜龙眼以个大、肉厚、味甜者为佳。

核桃

以色黄、个大、饱满、油多者为佳。

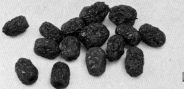

红枣

以光滑、油润、肉厚、味甜、无霉蛀者为佳。

桑葚

以个大、肉厚、质油润、色暗紫者为佳。

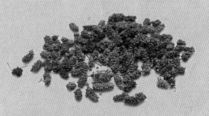

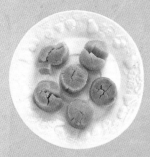

瑶柱

以粒圆、微有光泽、色淡黄无杂质者为佳。

海参

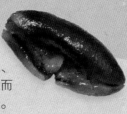

以体形饱满、质重、皮薄、肉壁肥厚、水发后涨性大、糯而爽滑，并有弹性、无沙粒者为佳。

壮腰补肾汤

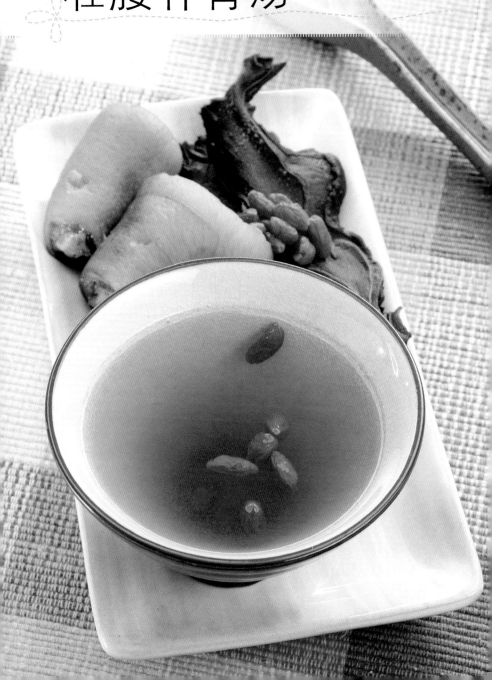

功效：补肾益肝，强腰祛湿

材 料
猪尾1条，狗脊30克，枸杞子6克。

调味料
盐适量。

做 法
①将枸杞子、狗脊洗净。
②猪尾刮净毛，洗净斩小段，氽水。
③把全部材料放入锅内，加适量清水，武火煮沸后，文火煮1.5小时，调味即可。随量饮用。

应 用 ▶
肝肾虚弱所致老年性骨质疏松症，临床主要表现为腰膝酸痛乏力。

分 析 ▶
本汤以补益肝肾，强腰祛湿为主。枸杞子性味甘平、质润，能补益肝肾，含有甜菜碱、胡萝卜素、玉蜀黍黄素和多种维生素（维生素食品）等。狗脊味甘、苦，性温，能补肝肾、祛寒湿、强腰脚。含有多量淀粉、鞣质。《玉楸药解》说它有"泄湿去寒，起痿止痛、泄肾肝湿气、通关利窍、强筋壮骨、治腰痛膝疼、足肿腿弱、遗精带浊"的作用。猪尾能健腰脊。各材料合用，可以产生补肝肾、强腰膝、泄湿浊的功效。

注意事项：
有感冒者忌服。

羊藿羊肉汤

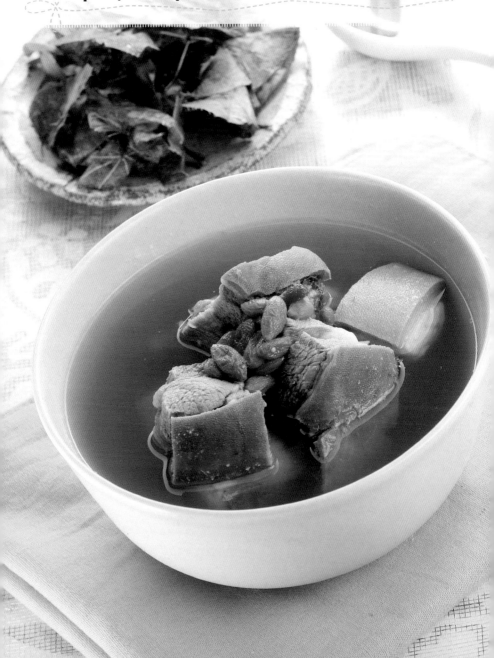

功效：温肾助阳

材　料
羊肉90克，枸杞子15克，淫羊藿9克。

调味料
盐适量。

做　法
① 羊肉洗净切块；淫羊藿、枸杞子洗净。
② 所有材料放入锅中，加适量清水，慢火煮2小时，至羊肉煮至熟烂，下盐调味即可，随量饮用。

应　用▶
治疗骨质疏松症伴畏寒肢冷、小便清长等肾阳虚弱的患者。

分　析▶
淫羊藿补肾阳，强筋骨，祛风湿，用于阳痿遗精、筋骨痿软、风湿痹痛、麻木拘挛等症状。现代研究发现，淫羊藿能显著促进成骨细胞的增殖、提高其蛋白含量和碱性磷酸酶的活性。枸杞子具有养阴补血、滋补肝肾、益精明目的功效，常用于治疗肝肾虚损、精血不足所致的腰膝酸软等。羊肉温肾助阳。三者配之，对治疗肾阳虚弱骨质疏松者有显著疗效。

黑豆猪骨汤

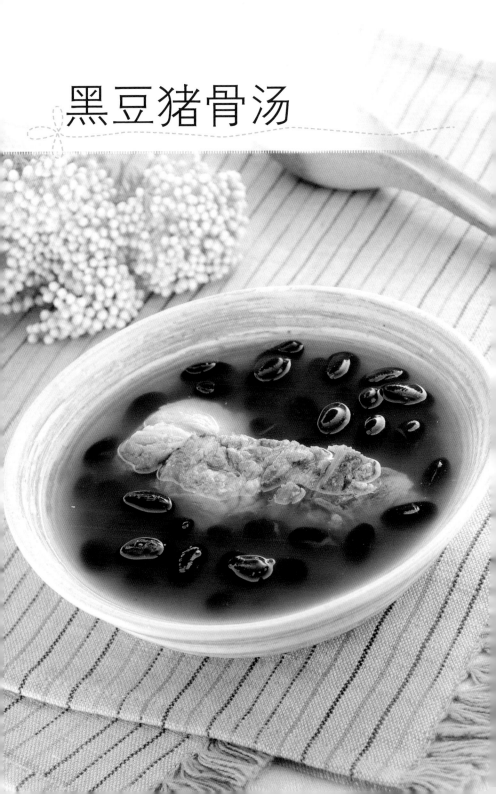

功效：补肾活血、祛风利湿

材　料
黑豆20~30克，猪骨200~300克。

调味料
盐适量。

做　法
① 将黑豆洗净，用清水泡软。
② 所有材料同置锅中，加水煮沸后，改文火慢熬至烂熟，下盐调味后饮用。

应　用 ▶
适用于老年骨质疏松。

分　析 ▶
黑豆益精明目，养血祛风，利水，解毒。研究提示，黑豆中蛋白质含量高达36%~40%，相当于肉类的2倍、鸡蛋的3倍、牛奶的12倍；黑豆含有18种氨基酸，特别是人体必需的8种氨基酸；黑豆还含有19种油酸，其不饱和脂肪酸含量达80%，吸收率高达95%以上，除能满足人体对脂肪的需要外，还有降低血中胆固醇的作用。黑豆基本不含胆固醇，只含植物固醇，而植物固醇不仅不会被人体吸收利用，而且还有抑制人体吸收胆固醇、降低胆固醇在血液中含量的作用。因此，常食黑豆，能软化血管、滋润皮肤、延缓衰老。特别是对高血压、心脏病等患者有益。黑豆中粗纤维含量高达4%，常食黑豆，可以促进消化，防止便秘发生。猪骨有健脾益气、养血生津的功效。猪骨除含蛋白质、脂肪、维生素外，还含有大量磷酸钙、骨胶原、骨黏蛋白等。

⚠ 注意事项：

1. 小儿不宜多食。
2. 黑豆炒熟后，热性大，多食易上火。

草菇豆腐羹

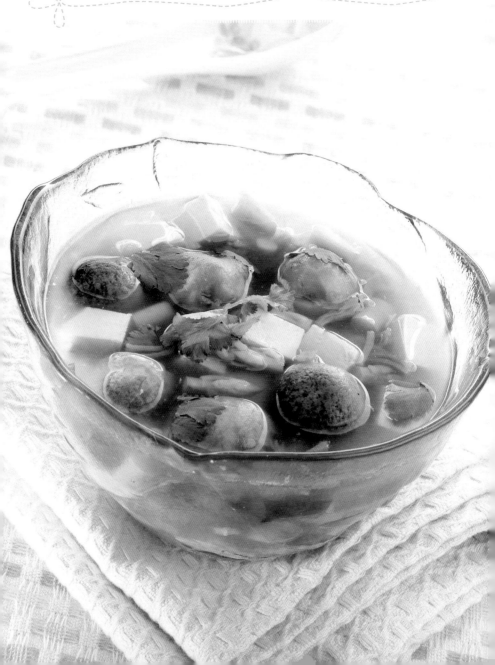

功效：补益肝肾，补钙强骨

材 料

草菇300克，鲜芦笋120克，豆腐2块，芫荽2条，瑶柱适量，姜数片，葱1段，清鸡汤1罐，芝麻油少许，玉米淀粉适量。

做 法

① 草菇洗净，底部切十字花，用姜、葱氽水，沥干备用。

② 瑶柱用清水浸泡，备用。

③ 鲜芦笋洗净切小粒，氽水备用。

④ 豆腐洗净，切小粒块；芫荽洗净，切小段。

⑤ 将清鸡汤倒入锅内，加入适量水待煮滚后，放入草菇、豆腐粒、瑶柱丝、鲜芦笋粒，待全部材料熟透，撒入芫荽调味，最后用玉米淀粉勾芡，淋入芝麻油即成。

应 用 ▶

防治骨质疏松。

分 析 ▶

豆腐含丰富的钙、镁，植物蛋白质丰富且质优，而且还含有多种抑制癌细胞生长的物质，具有清热润燥、生津解毒、补中降浊的功能，还有降胆固醇、通利小便、保肝及改善心脏功能的作用。草菇含有大量维生素C、蛋白质、钙、铁、磷，而且还含有一种抗癌物质，可以降胆固醇、预防癌症。瑶柱滋阴补肾，是海味中的极品，既可补益身体，又可增加汤水的鲜甜味，促进食欲。芝麻油是由芝麻榨制而成。芝麻油含脂肪、蛋白质、维生素E、钙、铁等，能滋养肝肾、润燥滑肠、补中益气。芝麻油含钙量仅次于虾皮，经常食用对骨骼和牙齿的健康有益，可以预防骨质疏松。

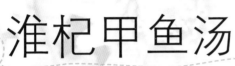

淮杞甲鱼汤

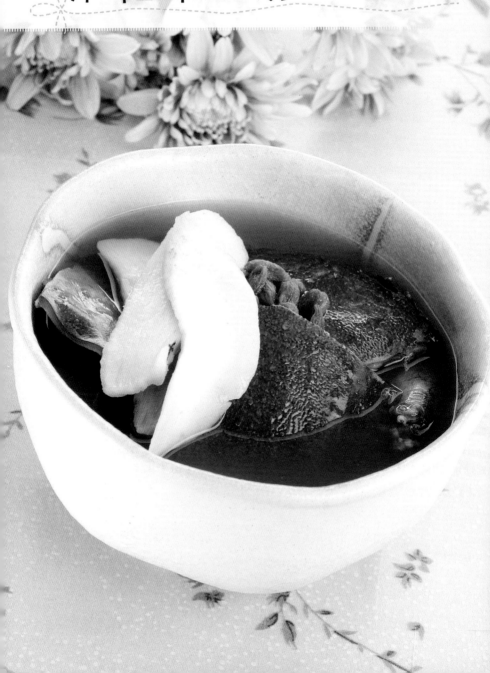

功效：滋阴补肾、益气健脾

材　料
淮山药10~15克，枸杞子5~10克，甲鱼1只（约500克）。

调味料
盐、生姜片适量。

做　法
1. 甲鱼剖开去内脏，洗净备用。
2. 淮山药、枸杞子洗净备用。
3. 所有材料加入姜、适量水一起炖2.5小时，下盐调味，即可享用。

应　用 ▶

适用于老年性骨质疏松症阴虚偏盛者。

分　析 ▶

淮山健脾、补肺、止渴、益精固肾，含有丰富的蛋白质、碳水化合物、钙、磷、铁、胡萝卜素及维生素等。甲鱼具有滋阴、补虚的功效。

桑葚牛骨汤

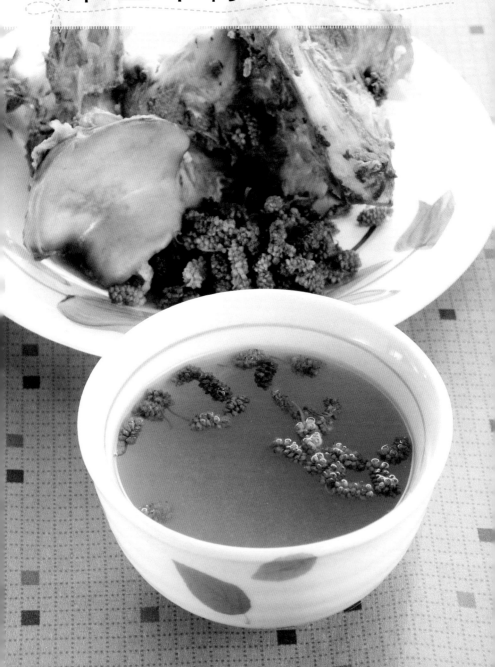

功效：滋阴补血、益肾强筋

材　料

桑葚25克，牛骨250~500克，姜、葱适量。

调味料

盐适量，酒、糖少许。

做　法

① 将桑葚洗净，加酒、糖少许蒸制备用。

② 牛骨置锅中，加水煮开后撇去浮沫，放入姜、葱再煮。见牛骨发白时，表明牛骨的钙、磷、骨胶等已溶解到汤中，随即捞出牛骨，加入已蒸制的桑葚，煮滚后再去浮沫，下盐调味后即可饮用。

应　用▶

适用于老年性骨质疏松症。

分　析▶

桑葚补肝，益肾，熄风，滋液。治肝肾阴亏、消渴、便秘、目暗、耳鸣、关节不利。牛骨含大量脊髓组织及无机化合物等成分，能补脊髓、润颜，功效显著。

注意事项：

体质虚热者应少食。

枸杞猪肝蛋花汤

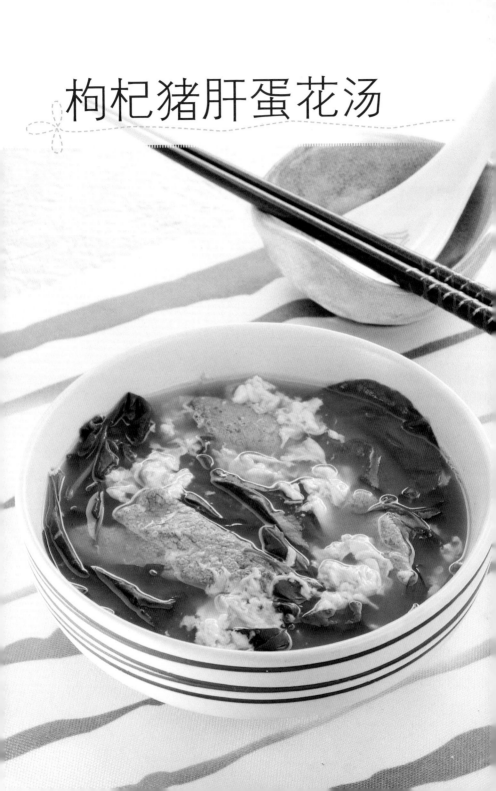

功效：滋补肝肾

材 料
枸杞菜600克，猪肝160克，鸡蛋2个，姜1块。

腌 料
生抽、生粉、糖各少许。

调味料
盐适量。

做 法
1. 枸杞菜摘叶洗净备用。
2. 猪肝洗净切片，用腌料稍腌后备用。
3. 鸡蛋打成蛋液备用；姜洗净切片。
4. 起油锅爆姜片，加入适量水煲滚，放入枸杞菜待滚起，放入猪肝再滚起至熟，最后倒入蛋液拌匀，下盐调味即可。

应 用 ▶
增加钙质，防治骨质疏松。

分 析 ▶
枸杞菜含有多种氨基酸及维生素 B_1、维生素 B_2、维生素C，还含有胡萝卜素和钙、磷、铁等，可以补虚益精、滋阴祛风、清热明目，对视力减退、糖尿病、小儿麻疹亦有不错的疗效。猪肝含有丰富的营养物质，维生素A的含量远超过奶、蛋、肉、鱼等，能补肝明目，维持正常视力，最适合体虚血虚者，常吃可改善体质。鸡蛋营养全面，含丰富蛋白质、多种维生素以及钙、磷、铁、胡萝卜素等。

冬瓜海带排骨汤

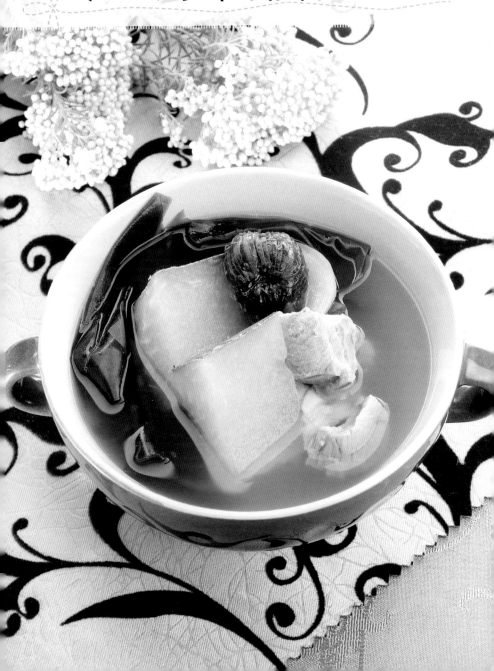

功效：**强身壮骨**

材　料
冬瓜900克，排骨400克，海带160克，蜜枣2粒，姜1小块。

调味料
盐适量。

做　法
① 洗净所有材料。
② 冬瓜连皮切大件备用。
③ 排骨氽水再冲净备用；姜刮皮切数片。
④ 汤煲中加入适量水煲滚，将全部材料放入用大火煲滚后，改用慢火再煲2小时左右，最后下盐调味即可。

应　用▶
预防及治疗骨质疏松。

分　析▶
　　海带含碘、钙相当丰富，能去脂减肥、利水湿，消除心脏、血管和肠膜上积累的脂肪，降低血中胆固醇，对高血压、动脉硬化、肥胖症有预防和辅助治疗作用。冬瓜有清热利水、消暑解毒的功效。含有粗纤维、胡萝卜素、维生素C，以及钙、磷、铁等。排骨益五脏、润肌肤，强壮筋骨。

注意事项：

1. 海带性寒，身体虚弱者不宜多食；患有甲状腺亢进的病人也不宜食用。
2. 进食海带后不宜马上饮茶，也不要立即吃酸涩的水果。

栗子百合猪蹄汤

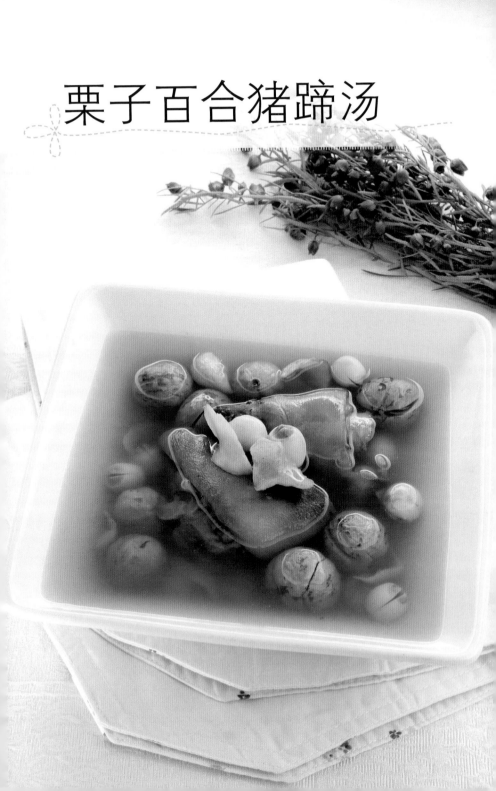

功效：补肾壮骨，宁心安眠

材 料

猪蹄1只，鲜栗子肉300克，百合30克，莲子适量。

调味料

盐适量。

做 法

① 猪蹄刮洗干净，斩件，放入滚水锅中氽水，洗净备用。
② 百合、莲子分别洗净备用。
③ 栗子肉用滚水烫后，去衣备用。
④ 全部材料放入煲内，加入适量的水，用大火煲滚后改用文火煲2小时，下盐调味食用。

应 用 ▶

减缓腰腿酸软，预防骨质退化、骨质疏松症。

分 析 ▶

猪蹄含有丰富的蛋白质、脂肪、动物性胶质以及钙、钾、铁等矿物质，其中的胶质有助调理关节的韧带及保护关节膜。栗子被称为"肾之果"，所含的蛋白质和胡萝卜素含量不低，还含有维生素C、钙、磷等，有健脾壮腰、强筋补肾、活血止血的功效。能防治骨质疏松症、高血压、动脉硬化等，对腰腿酸软的治疗也很有助益。百合是滋养作用甚强的食疗品，具有润肺止咳、清心安神、养阴益气的功效。

注意事项：

1. 凡有外感发热未愈、伤风咳未清，以及消化不良者都不宜食用百合。
2. 栗子生食较难消化，熟食则容易滞气，所以一次不宜吃太多；脾胃虚弱、消化不好的人和风湿病患者不宜食用。

花旗参田七乌鸡汤

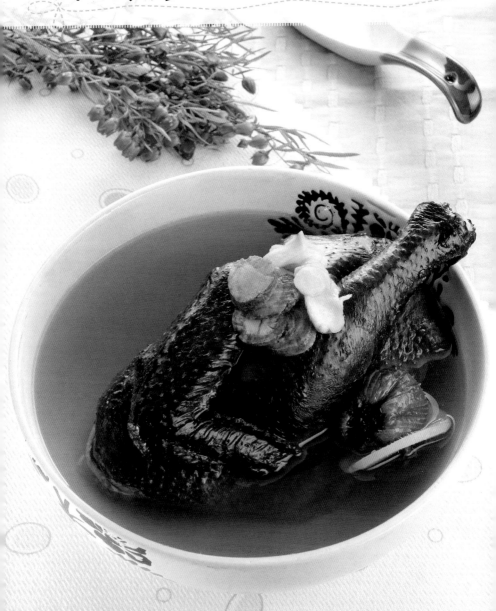

功效： 益精添髓，强筋健体

材料
田七片20克，花旗参片8克，乌鸡1只，蜜枣2粒，姜1小块。

调味料
盐适量。

做法
① 乌鸡劏好洗净，斩大件，汆水后备用。
② 花旗参片、田七片洗净备用。
③ 姜去皮切片；蜜枣洗净备用。
④ 煲滚适量水，加入全部材料，猛火煲滚后转文火煲3小时，最后下盐调味即可。

应用▶
能预防骨质疏松症。

分析▶
　　乌鸡有温中益气、补精添髓的疗效。脂肪少而蛋白质丰富，其中所含的锌和钙比其他鸡种更多。花旗参药性甘凉而不燥，有滋阴降火、补气提神、清虚热、防烦躁的功效，特别适宜体质虚弱、疲劳过度，经常口干烦渴以及肝脏较弱的人食用。田七有止血消肿、散瘀生新、消除腹胀及浮肿的作用。这款汤是最适合青少年和中年人的骨骼保健食疗。

紫菜虾米蛋花汤

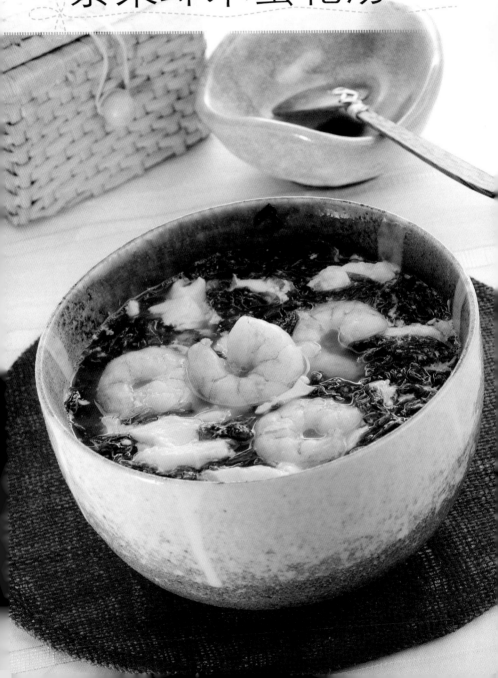

功效：强壮骨骼

材　料

紫菜40克，虾米30克，鸡蛋2个。

调味料

盐适量。

做　法

① 先将紫菜用水浸泡，洗净备用。

② 鸡蛋打在碗中，打匀成蛋液备用。

③ 虾米洗净，用水泡10分钟。

④ 锅内放油烧热，然后加适量水，放虾米，煮滚后放入紫菜，3分钟后倒入鸡蛋液，下盐调味即可。

应　用 ▶

增加钙质，预防骨质疏松症。

分　析 ▶

紫菜含丰富维生素、钙、铁、碘，能清热利尿，化痰软坚，可以强化骨质健康，促进牙齿生长和保健，而且紫菜丰富的胆碱成分还有增强记忆的作用。虾的蛋白质、钙和磷含量丰富，如果有腰酸背痛、骨折的情况，多食用虾仁和虾皮可以补充钙质，补气养身。鸡蛋的营养丰富，容易吸收，具有强壮身体、补血安胎、安神养性、清热解毒的功效，所以它是广受欢迎的一种营养品。鸡蛋黄含维生素D，有助身体吸收钙质，维持骨骼健康。

黄豆核桃鸡

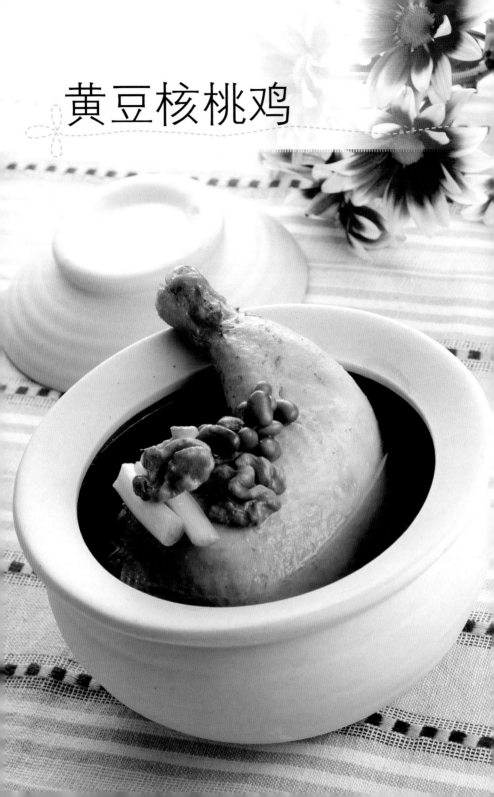

功效：益气健脾，补肾益精

材 料

光鸡1只，黄豆、核桃各50克，葱白、姜末各适量。

调味料

胡椒粉、盐各适量。

做 法

① 光鸡洗净，斩件备用。

② 黄豆泡软，核桃取仁备用。

③ 各材料同放炖盅中，加葱白、姜末，然后加水至八成满，炖约2小时取出，可加胡椒粉和盐适量，饮汤连渣服食。

应 用 ▶

补充优质蛋白质、钙质等多种营养素，预防骨质疏松。

分 析 ▶

黄豆(大豆)味甘、性平，入脾、大肠经，有健脾宽中、润燥消水、清热解毒、益气的功效。现代研究指出，黄豆还能抗菌消炎，对咽炎、结膜炎、口腔炎、菌痢、肠炎有效。黄豆有"豆中之王"之称，被人们叫作"植物肉"，营养价值最丰富。干黄豆中含优质蛋白质约40%，为其他粮食之冠。现代营养学研究表明，500克黄豆相当于1000多克瘦猪肉，或1500克鸡蛋，或6千克牛奶的蛋白质含量。脂肪含量也在豆类中占首位，还含有维生素A、维生素B、维生素D、维生素E及钙、磷、铁等矿物质，对缺铁性贫血和大脑神经十分有益。黄豆还有增强人体免疫力、预防血管硬化、防治因肥胖而导致的脂肪肝、通导大便、降糖、降脂等作用。

注意事项：

1. 黄豆在消化过程中易产生过多的气体导致腹胀，故消化功能不良、有慢性消化道疾病的人应尽量少食。

2. 患有严重肝病、肾病、痛风、消化性溃疡、低碘者不宜食。

3. 患疮痘期间不适合吃黄豆及其制品。

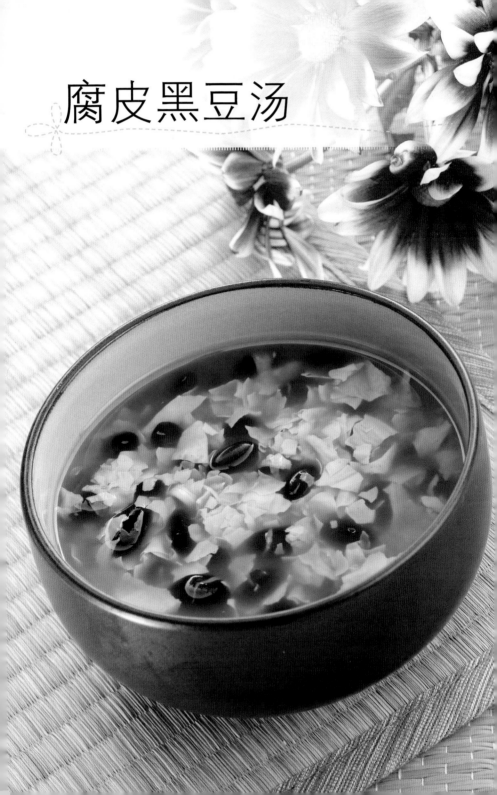

腐皮黑豆汤

功效：滋养补虚，强身壮骨

材　料
豆腐皮、黑豆(乌豆)各50克。

调味料
盐适量。

做　法
① 黑豆用清水泡30分钟。
② 煲滚水，放入黑豆和豆腐皮，乌豆烂熟后，下盐调味后食用。

应　用 ▶
骨质疏松症患者，特别适合更年期者。

分　析 ▶
黑豆(乌豆)含脂肪、蛋白质、碳水化合物和多种维生素类物质。药理实验证实，它有利水解毒的功效。对于水肿胀满、风湿痹痛、关节不利等症有效。豆腐皮含有丰富的优质蛋白，营养价值较高，还含有大量卵磷脂，能防止血管硬化，预防心血管疾病，保护心脏。并且，豆腐皮还含有多种矿物质，可以补充钙质，防止因缺钙引起的骨质疏松症，能促进骨骼发育，对小孩、老人的骨骼生长非常有利。

花生凤爪汤

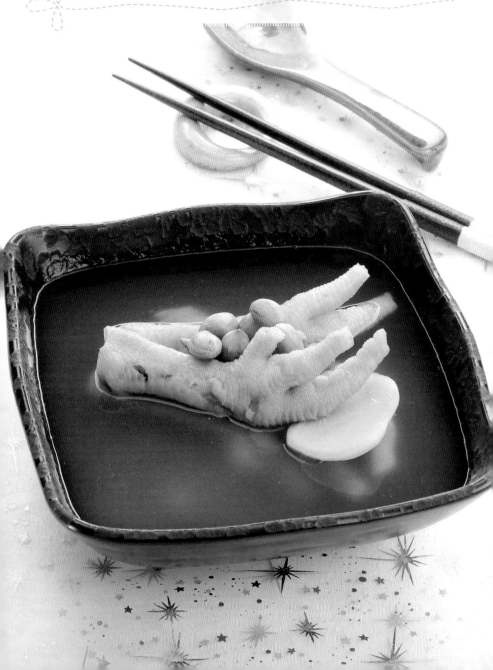

功效：滋阴养血，强筋健骨

材　料

鸡爪10只，花生50克，黄酒5克，姜数片。

调味料

盐适量。

做　法

① 将鸡爪剪去爪尖，洗净，氽水备用。
② 花生放入温水中泡半个小时，换清水洗净备用。
③ 加入适量清水于锅内，用旺火煮沸，放入鸡爪、花生、黄酒、姜片，锅加盖，煮2小时，下盐调味，即可食用。

应　用▶

肾虚及血瘀型之骨质疏松患者。

分　析▶

鸡爪含有丰富的钙质及胶原蛋白。花生在民间称为长生果，它属豆科作物，素有"中国坚果"、"绿色牛奶"之称。此汤含蛋白质、脂肪、碳水化合物、钙、磷、铁、维生素B_1、维生素B_2、维生素C、烟酸等，具有养血催乳、活血止血、强筋健骨的功效。

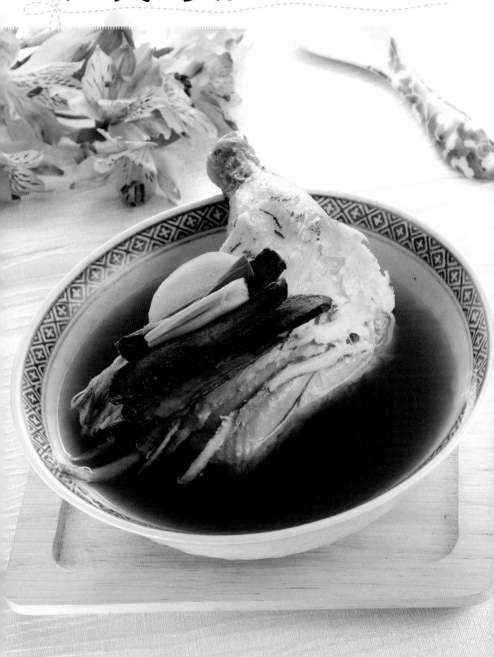

归芪鸡汤

功效：益气健脾，滋阴养血

材料

炙黄芪100克，当归20克，嫩母鸡1只（约1500克），姜、葱各适量。

调味料

五味调料适量，绍兴酒30毫升，胡椒粉、盐各适量。

做法

① 嫩母鸡剖好洗净，氽水。

② 其他材料分别洗净。

③ 全部材料放锅内，加清水适量，慢火煮2~3小时，下入调味料即可随量饮用。

应用▶

治疗脾虚血少之骨质疏松症，出现神痿体倦、四肢乏力、面色无华、头晕目眩、纳谷不馨、腹胀便溏等症。

分析▶

母鸡含钙、磷、铁、脂肪和蛋白质。中医认为能温中补脾、益气养血、补肾益精。炙黄芪具有补中益气作用，治一切气衰血虚之证。当归具有补血活血之效。各材料配合使用有健脾益气、养血生肌之效。

注意事项：

感冒及阴虚患者忌服。

核桃补肾粥

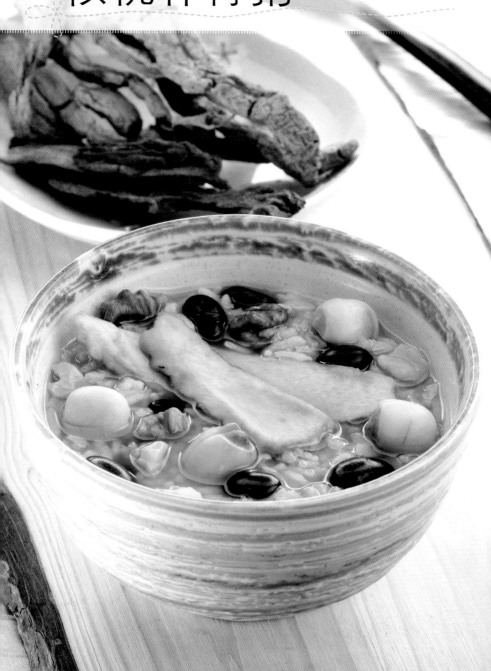

功效：补肾壮阳、健脾益气

材 料
核桃仁、粳米各30克，莲子、淮山、黑豆各15克，巴戟天10克，锁阳6克。

调味料
糖或盐适量。

做 法
① 将上述各材料洗净。
② 淮山、黑豆可先用清水泡软，莲子去心，核桃仁捣碎，巴戟天与锁阳用纱袋扎好。
③ 将各材料同放入锅中，加水煮至米烂粥成。
④ 捞起巴戟天、锁阳药包，调味咸甜不拘，酌量吃用。

应 用 ▶
脾肾两亏的骨质疏松症患者。

分 析 ▶
核桃仁润肺化痰、温肾助阳、润肤通便，主要用于燥咳无痰、虚喘、腰膝酸软、肠燥便秘、皮肤干裂。巴戟天补肾阳、强筋骨、祛风湿，用于阳痿遗精、宫冷不孕、月经不调、少腹冷痛、风湿痹痛、筋骨痿软。锁阳补肾阳、益精血、润肠通便，用于腰膝痿软、阳痿滑精、肠燥便秘。各材料合用，共奏补益肾阳、壮腰强筋之效。

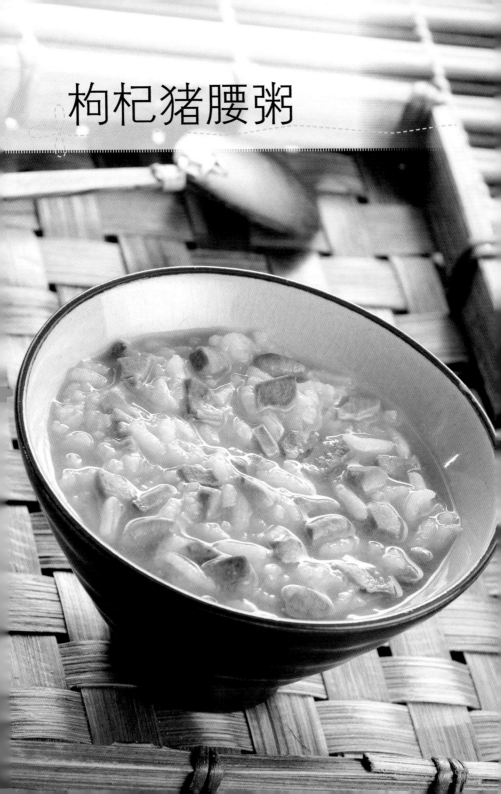

枸杞猪腰粥

功效：益肾阴，补肾气，壮元阳

材　料

枸杞子60克，新鲜猪腰1个，粳米60克。

调味料

盐适量。

做　法

① 将猪腰剖洗，剔去内层白色的筋，冲洗多遍后细切。

② 用枸杞子煎汁去渣，再放入粳米一起煮粥。

③ 粥煮熟后，加猪腰略煮，下盐调味即可食用。

应　用 ▶

适用于老年及妇女骨质疏松症患者。

分　析 ▶

枸杞子具有滋补肝肾、益精明目的功效。用于虚劳精亏、腰膝酸痛、眩晕耳鸣、内热消渴、血虚萎黄、目昏不明。猪腰可补肾助阳，强腰益气。对于肾气不足而引起的腰痛、乏力、胃寒、肢凉、小便频数、视物不清、阳痿、遗精等症均有功效。此粥能强补肝肾，尤其对更年期妇女及老年人有益。

桂圆栗子粥

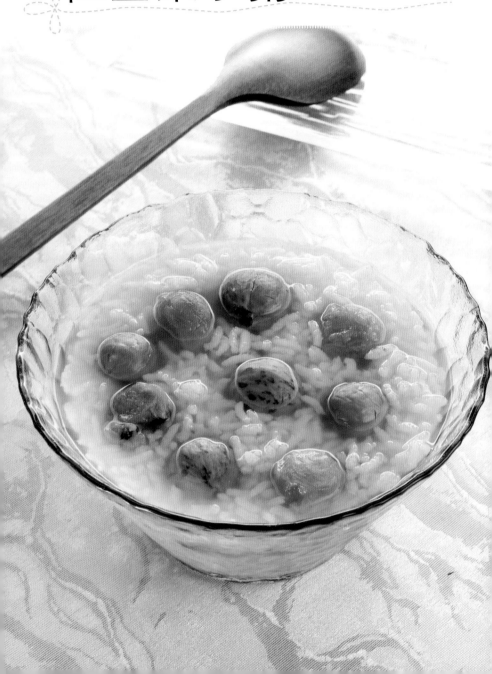

功效：益气养血、壮腰固膝

材　料

桂圆肉15克，栗子10枚，米5克。

调味料

糖或盐适量。

做　法

1. 先将栗子去壳，切半备用。
2. 栗子与洗净的米同煮，将熟时放入桂圆肉略煮，可作甜食或咸食。

应　用▶

　　肝肾阴虚的骨质疏松症、腰膝酸软、心悸失眠、头晕眼花等。

分　析▶

　　桂圆又名龙眼，含有葡萄糖、蔗糖、蛋白质、胆碱、维生素B、维生素C及一些矿物质，具有补益心脾、养血安神的功效。适用于虚劳赢瘦、神经性心悸、失眠和健忘。栗子含碳水化合物、蛋白质、维生素 B_1、维生素 B_2、脂肪等，有厚肠胃、益气血、补腰肾的功效。适用于肾虚腰膝无力、筋骨肿痛、泄泻、便血等。

注意事项：

1. 孕妇不宜吃桂圆。因为妇女怀孕后，通常阴血偏虚，阴虚则滋生内热，因此往往有大便干燥、口干而胎热、肝经郁热的症状。中医一贯主张胎前宜清热凉血，桂圆性甘温，如果孕妇食用桂圆，不仅不能保胎，反而容易出现漏红、腹痛等先兆流产现象。
2. 所有阴虚内热体质以及患有热性病的人都不宜食用。

山药红枣粥

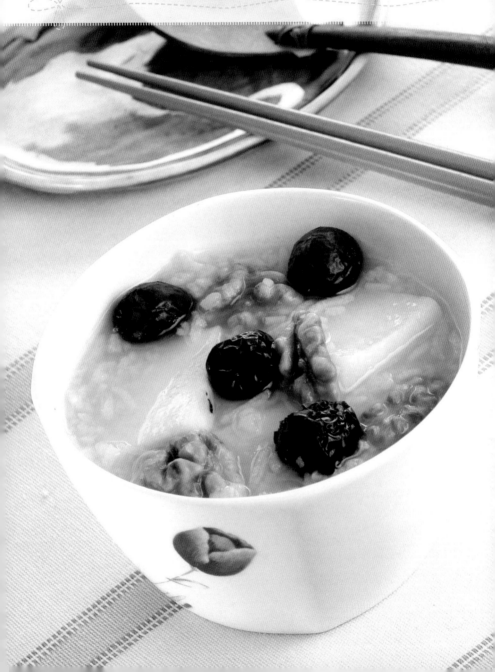

功效：滋补肝肾、健脾益气

材　料
鲜淮山50克，核桃仁20克，红枣20克，米100克。

调味料
盐适量。

做　法
① 将鲜淮山、红枣、核桃仁洗净。
② 所有材料与米同入砂锅，加水适量用文火慢熬成稀粥，下盐调味。

应　用 ▶
　　腰膝酸软无力、隐隐作痛、五心烦热等症属阴虚型骨质疏松症患者。

分　析 ▶
　　淮山富含蛋白质、多种氨基酸和维生素。中医认为淮山能健脾润肺、固肾益精，对上、中、下三焦均有疗效，上可益肺脏，中可调脾胃，下能补肾脏。红枣味甘性温、归脾胃经，有补中益气、养血安神、缓和药性的功能。现代的药理学发现，红枣含有蛋白质、脂肪、碳水化合物、有机酸、维生素A、维生素C、多种氨基酸等，还富含钙和铁，有助防治骨质疏松、产后贫血。核桃仁含有脂肪油、蛋白质、碳水化合物、钙、磷、铁、维生素A、维生素B_1、维生素B_2、维生素C、维生素E等营养成分。核桃仁中所含各种氨基酸是合成人体蛋白的原料，对大脑组织具有良好的作用；所含的不饱和脂肪酸能软化血管、降低胆固醇，可以防治动脉硬化和心脑血管疾病。中医认为，核桃仁有补肾固精、温肺定喘、润肠通便之效。

注意事项：

1. 进食过多生鲜红枣，容易腹泻伤脾；外感风热而引起的感冒、发烧和腹胀气滞者忌服。

2. 红枣糖分很丰富，尤其是制成零食的红枣，不适合糖尿病患者进补，以免血糖增高，病情恶化。水煮红枣既能进补，又可以避免生吃引起的腹泻。

枸杞粥

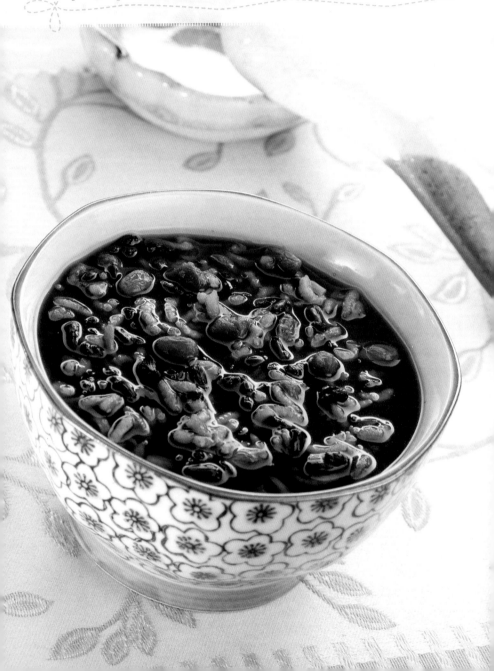

功效：补肝益血，壮腰固肾

材　料

枸杞子30克，黑米20克，米50克。

调味料

冰糖或蜂蜜各适量。

做　法

① 洗净各材料备用。

② 将枸杞子、黑米与米一起加水煮至粥成，食用时调入冰糖或蜂蜜拌匀作甜食，或调入适量盐作咸食。

应　用▶

　　适宜于腰膝酸软，兼有头晕耳鸣的骨质疏松症患者。

分　析▶

　　枸杞子味甘，性平，含多种氨基酸及维生素C、镁、磷、铁、锌等元素，有滋补肝肾、益精明目的功效，并有促进造血功能的作用，还能抗衰老、降低血糖等。黑米含锰、锌、铜、维生素C、叶绿素、胡萝卜素及强心脏的成分。中医认为黑米具有滋阴补肾、健脾暖肝、补益脾胃、益气活血、养肝明目等疗效。经常食用黑米，有利于防治头昏、目眩、贫血、白发、眼疾、腰膝酸软、肺燥咳嗽、大便秘结、小便不利、肾虚水肿、食欲缺乏、脾胃虚弱等症。

注意事项：

1. 脾胃虚弱、腹泻者忌服。

2. 绿茶和枸杞子不可同饮。绿茶和枸杞子都可以分别用开水冲泡饮用，对人体很有益处。有不少人干脆就把它们放在一起冲泡，但是，绿茶里所含的大量鞣酸具有收敛吸附的作用，会吸附枸杞子中的微量元素，产生人体难以吸收的物质。

蚝干排骨粥

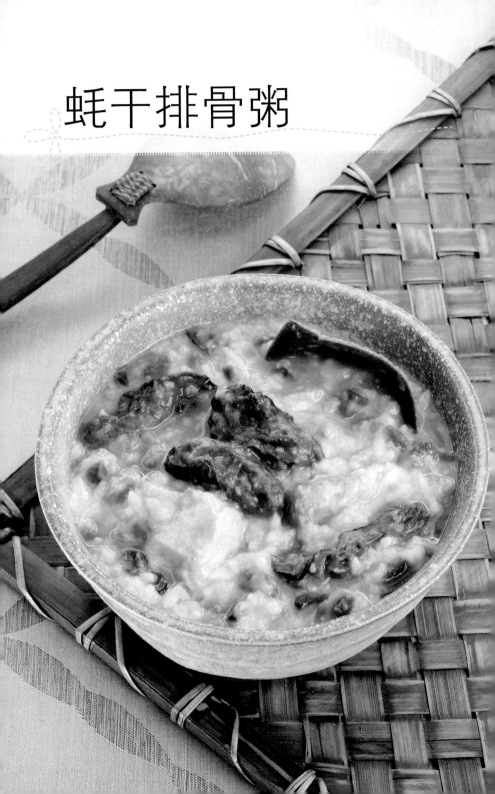

功效： 益气补虚，强腰壮骨

材　料

蚝干8个，排骨400克，皮蛋1个，陈皮、米各适量。

调味料

盐、胡椒粉各适量。

做　法

① 将米洗净备用。

② 用米把皮蛋磨碎，锅中加水煮开，放入米和皮蛋的混合物，用中火煮半个小时，然后再加入蚝干、排骨和陈皮，慢火煮1小时至米粒稔烂，最后用盐、胡椒粉调味便可。

应　用 ▶

预防骨质疏松。

分　析 ▶

猪排骨除含蛋白质、脂肪、维生素外，还含有大量磷酸钙、骨胶原、骨黏蛋白等，可为幼儿和老人提供钙质。排骨有很高的营养价值，具有滋阴壮阳、益精补血的功效。蚝干含丰富的蛋白质、维生素B_{12}等，尤其含有丰富的磷，对钙的吸收起了很大作用。

养生二子茶

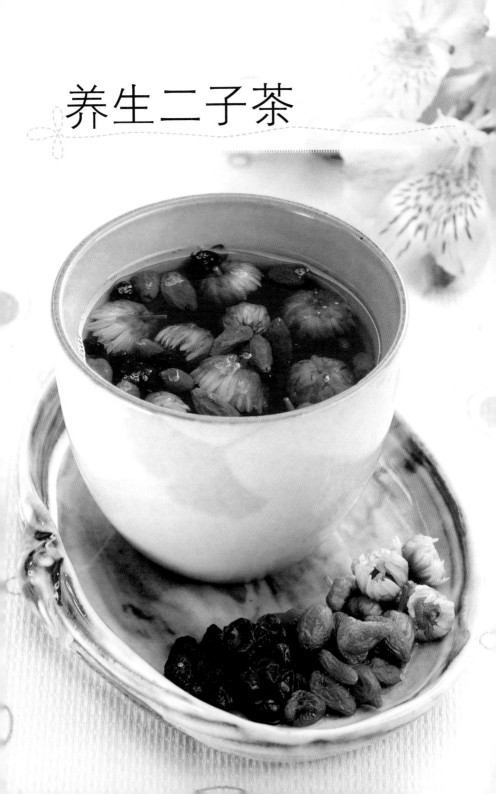

功效 : 滋阴补肾

材 料
枸杞子、五味子各6克，菊花3克。

调味料
白糖适量。

做 法
① 将枸杞子、五味子洗净、捣烂，加入菊花和白糖。
② 全部材料置茶杯中，用开水冲泡，加盖稍焗片刻即可饮用。

饮 法
不拘时用来代茶频频饮用。

应 用 ▶
适用于绝经后及老年性骨质疏松症。

分 析 ▶
枸杞子具有养阴补血、滋补肝肾、益精明目的功效，常用于治疗肝肾虚损、精血不足所致的腰膝酸软等。五味子具有益气生津，补肾养心，收敛固涩。两者配合能补益肝肾、益气养血，调补先天和后天的精气，对于绝经后及老年性骨质疏松症很有功效。

注意事项 :
感冒者忌服。

沙苑子茶

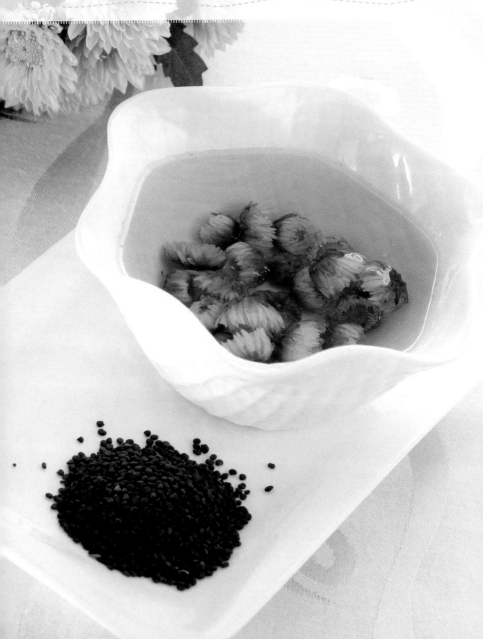

功效：补肾强腰，养肝明目

材　料

沙苑子10克，菊花3克。

做　法

① 将沙苑子洗净捣碎。

② 用沸水冲泡沙苑子和菊花，代茶饮。

应　用▶

　　适用于老年骨质疏松症，伴目涩眼蒙、腰膝酸软等。

分　析▶

　　沙苑子又名沙苑蒺藜、潼蒺藜、潼沙苑等。含有丰富的硒以及铜、铁、锌、锰、脂肪油、鞣质、维生素A样物质等成分。味甘，性温，入肝、肾经，有补肾固精、养肝明目、润肤嫩肤、强腰健骨等功效。可用于护肤美颜，治疗肾虚腰痛、阳痿遗精、头晕目眩、白带过多、视力减退诸症。菊花有清肝明目的功效。

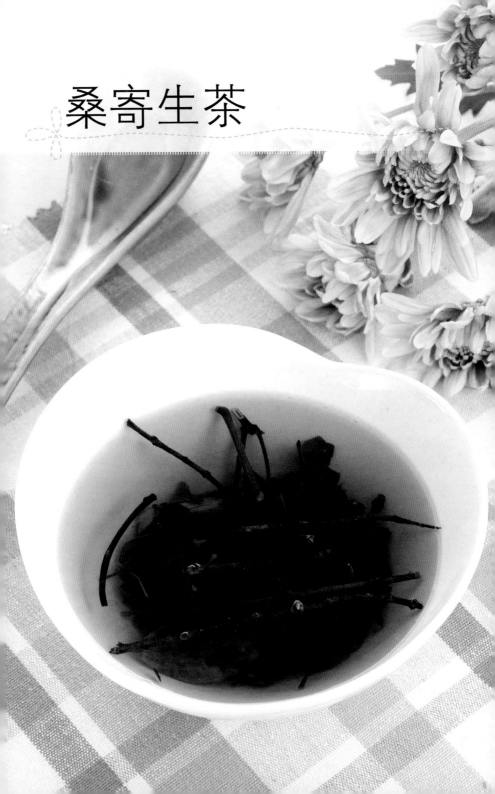

桑寄生茶

功效：补益肝肾、强筋健骨

材　料

桑寄生（干品）15克。

做　法

将桑寄生用水泡15分钟，加水煎煮30分钟，加适量糖即可，作茶频饮。

应　用▶

出现腰膝酸痛、筋骨疲弱、风寒肩痛的骨质疏松症者。

分　析▶

桑寄生性平，味苦、甘。功能主治：补肝肾，强筋骨，祛风湿，安胎。常用于风湿痹痛、腰膝酸软、筋骨无力、胎动不安、早期流产、高血压症。

黑豆枣杞茶

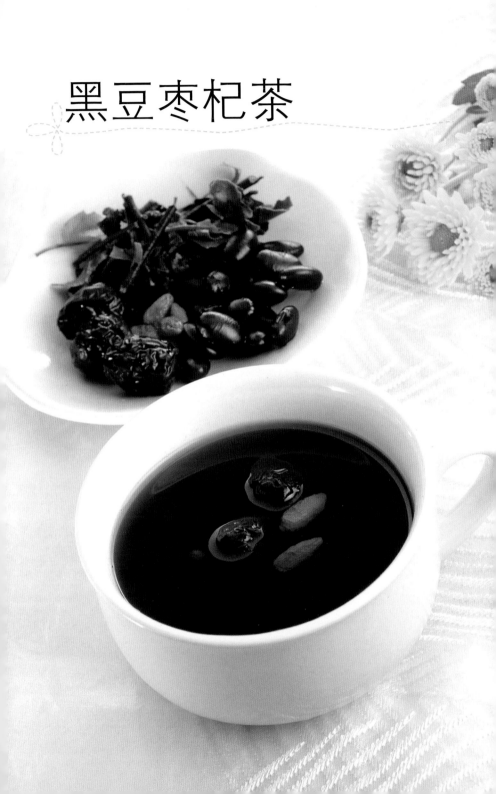

功效：补益肝肾，强筋壮骨

材　料
黑豆30克，红枣20克，枸杞子10克，桑寄生10克。

调味料
盐或糖适量。

做　法
① 黑豆洗净，用清水浸泡30分钟。
② 桑寄生加水煮30分钟成汁，滤渣后备用。
③ 黑豆、红枣、枸杞子同放入桑寄生汁中，煮至黑豆烂熟，可调成甜味或咸味，连渣食用。

应　用 ▶
腰酸背痛及骨质疏松的预防。

分　析 ▶
黑豆中蛋白质的含量高达36%~40%，相当于肉类的2倍、鸡蛋的3倍、牛奶的12倍，另有18种氨基酸，特别是含有人体必需的8种氨基酸；微量元素如锌、铜、镁、钼、硒、氟等的含量都很高，而这些微量元素对延缓人体衰老、降低血液黏稠度等非常重要。红枣含有蛋白质、脂肪、碳水化合物、有机酸、维生素A、维生素C、微量钙多种氨基酸等丰富的营养成分，还含有丰富的钙和铁，对防治骨质疏松、产后贫血有重要作用。枸杞子具有养阴补血、滋补肝肾、益精明目的功效，常用于治疗肝肾虚损、精血不足所致的腰膝酸软等。桑寄生性平，味苦、甘。功能主治：补肝肾、强筋骨、祛风湿、安胎。常用于风湿痹痛、腰膝酸软。此茶具有补益肝肾、强筋壮骨的功效。

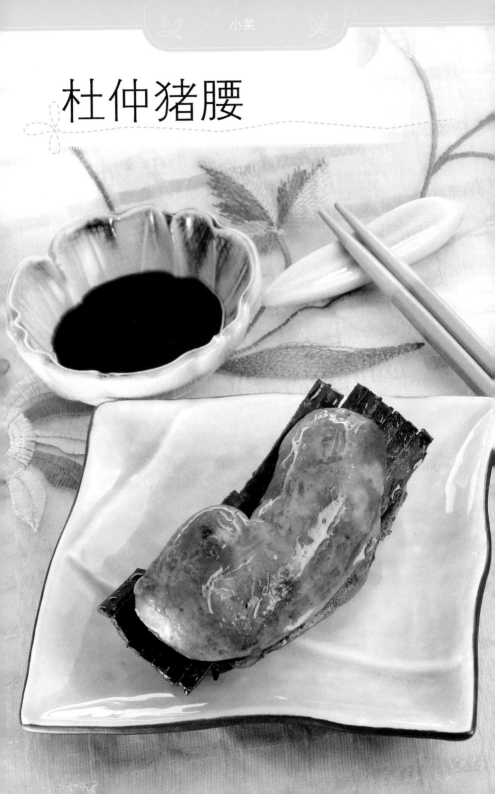

杜仲猪腰

功效：补肾壮腰

材　料

杜仲20克，猪腰1个。

调味料

五味调料适量。

做　法

① 将猪腰洗净备用。

② 用竹片将猪腰破开，呈钱包形，把杜仲装在猪腰内，外用锡纸包裹数层，放入柴灰中慢慢烧烤至熟，除去锡纸，盛入盘中，酌加五味调料，即可食用。

应　用▶

老年人肾虚腰痛及慢性肾炎、肾盂肾炎所致的腰部酸痛等症。

分　析▶

猪腰具有补肾助阳、强腰益气的功效。常用于肾气不足而引起的腰痛、乏力、胃寒、肢凉、小便频数、视物不清、阳痿、遗精等症。杜仲有补肝肾、强筋骨、安胎之效。常治疗因肝肾虚弱而引起的腰脊酸痛、足膝痿弱等症。此菜能壮腰补肾，尤其适合更年期妇女及老年人。

香煎茄子银鱼仔

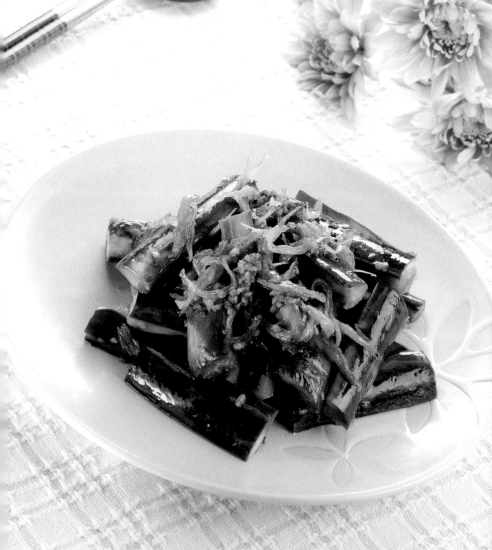

功效：强身壮骨

材 料

茄子2条，银鱼仔(干品)240克，蒜茸适量。

腌 料

生抽、糖少许。

调味料

生抽、生粉、糖各适量。

做 法

① 茄子洗净，去蒂切条状，在锅内拖水盛起，沥干水分。

② 银鱼仔用清水泡软，用腌料稍腌片刻。

③ 起锅爆香蒜茸，将茄子煎香，加入调味料兜匀上碟。

④ 再起油锅，爆炒银鱼仔，倒入少许酒煮至熟，然后盛放在茄子面上。

应 用▶

预防和治疗骨质疏松症。

分 析▶

银鱼含有丰富的蛋白质和钙、磷、铁等矿物质，其中钙质含量最高；经常食用，不但能补眼明目，改善体质，还能补血健骨，舒缓或消除腰酸背痛，多食对营养不良与食欲缺乏也有较好的改善效果。茄子富含蛋白质、维生素及钙、铁、磷，有清热活血、止痛消肿的功效，紫皮茄子含有的维生素P有软化血管壁，增强毛细血管弹性的作用，经常食用有助防止高血压、脑溢血、皮下出血等。在降胆固醇的天然蔬果中，茄子荣居首位。

注意事项：

1. 银鱼有新鲜和干品之分，新鲜银鱼即是民间俗称的白饭鱼。

2. 选购银鱼以暗灰色为最佳，一般较白的有可能是经过漂白的。

3. 茄子整个置碟内放在米饭上蒸熟，取出用筷子撕开，加生抽、芝麻油调味，此种食法原味健康，而且口感更嫩滑。

番茄银鱼炒蛋

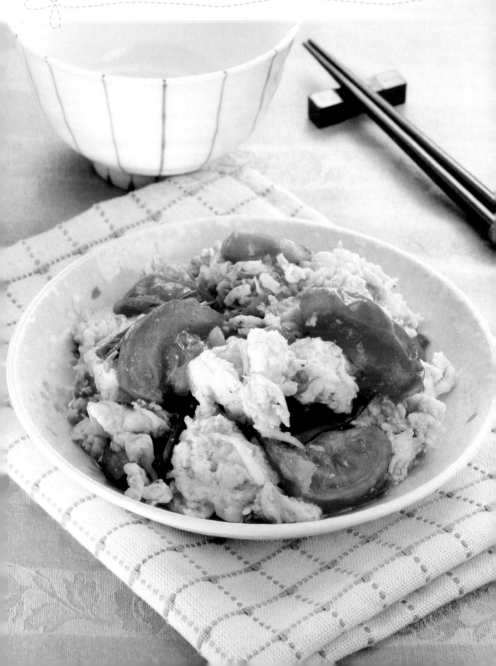

功效： 滋阴健胃，壮骨补钙

材　料

番茄2~3个，鸡蛋2个，银鱼干160克，葱1根，姜茸少许，清鸡汤少许。

做　法

① 番茄洗净切块；葱切段。

② 银鱼洗净沥干；鸡蛋打成蛋液。

③ 烧热油锅，放姜茸、银鱼兜炒片刻，然后倒入蛋液与银鱼炒匀，盛起。

④ 再起油锅，放番茄兜炒，倒入少许清鸡汤，待熟，将鸡蛋银鱼回锅炒匀上碟。

应　用 ▶

预防骨质疏松症。

分　析 ▶

番茄维生素C含量丰富，容易消化且功效多，能健胃消食、清热解毒、止渴生津、降血压。是老少咸宜的蔬菜和水果。银鱼除了含有蛋白质之外，钙、磷、铁的含量也很丰富，其中以钙的含量最高，很适合作补钙食疗。鸡蛋营养全面，含优质蛋白质、维生素以及钙、磷、铁等矿物质，是价廉物美的健康佳品。

注意事项：

1. 银鱼是开胃食疗品，胃寒者加姜、葱炮制可以增加疗效。

2. 番茄还可以榨汁饮用，其果酸能降低血中胆固醇的含量，对高血脂、高血压很有益处；其高含量的维生素C使番茄成为防癌抗癌的首选蔬果。

花生大枣焖猪蹄

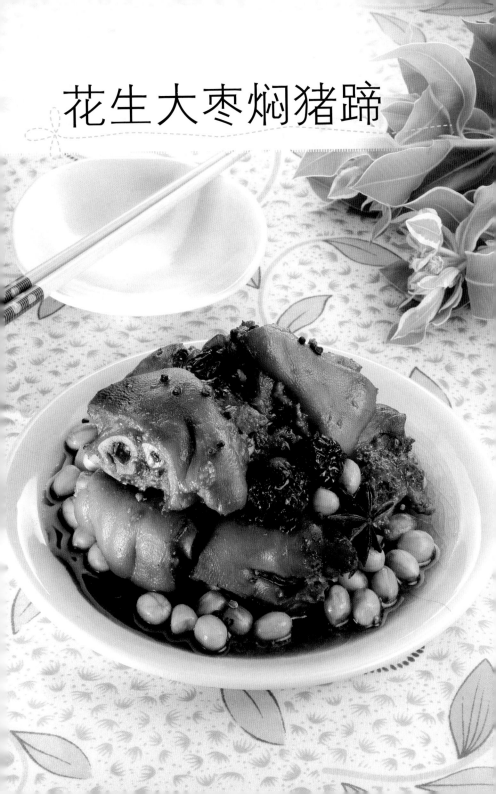

功效 : 养血补脾

材 料

猪蹄600克，花生100克，大枣20枚、生姜、花椒、八角各适量。

调味料

酒、生抽、糖各适量。

做 法

① 先将花生、大枣洗净，浸泡于清水中。

② 将猪蹄氽水沥干，放在砂锅内，注入清水，同时放入备好的花生、大枣、生姜、花椒、八角及酒、生抽、糖等调味料。

③ 大火烧开后改用小火煨炖至猪蹄烂熟。

应 用 ▶

适宜腰背酸痛的血虚型骨质疏松症患者。

分 析 ▶

猪蹄有丰富的蛋白质、脂肪、钙、钾、铁等，动物性胶质也很丰富，能够调理关节的韧带和保护关节膜，尤其适合经常腰酸背痛、关节痛的人。花生是高蛋白、高脂肪以及含钙、磷、铁的营养食物，有补益大脑、润肺养胃、平肝安神、补血养血、通血脉、降压、降胆固醇的功效。大枣最突出的特点是维生素含量高，而且富含钙和铁，对防治骨质疏松和贫血有十分理想的作用，而且对病后体弱的人也有很好的滋补作用，是大众理想的天然保健食物。

注意事项：

1. 大枣自古就列为五果(桃、李、梅、杏、枣)之一。

2. 一项研究显示：连续吃大枣的病人，康复情况比单纯吃维生素快3倍以上。所以大枣有"天然维生素"的美誉。

3. 过多进食大枣容易引起胃酸过多和腹胀。

大豆芽炒鱼松

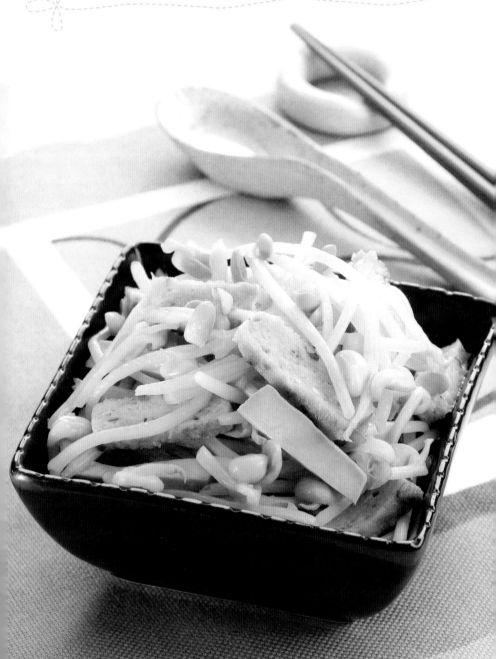

功效： 健脾养血，降脂补钙

材 料

大豆芽600克，鱼松160克，豆腐干2块，姜丝适量。

腌 料

盐、糖、胡椒粉少许。

调味料

盐适量。

做 法

① 大豆芽去根洗净；豆腐干洗净切条状。
② 鱼松用腌料拌匀，用油锅煎熟后切成条状，备用。
③ 起油锅，爆香姜丝，放入大豆芽兜炒，加入豆腐干一起炒，下盐调味后再将鱼松回锅一起炒匀即可。

应 用 ▶

　　预防骨质疏松。

分 析 ▶

　　大豆芽是黄豆浸发而成，含丰富的优质植物蛋白，还有钙、磷、铁等矿物质，而且豆芽中的维生素C含量丰富。大豆芽有清热除湿、益脾解表的作用，适合有暑湿发热、胸闷不舒、骨筋疼痛等症的人食用，同时还能降胆固醇，其中的钙质对更年期骨质疏松症有防治作用。鱼松多用鲮鱼肉制成，能活血行气、逐水利湿。豆腐干也是黄豆制品，同样含有丰富的植物蛋白，是价廉物美的保健食物，能够预防骨质疏松，保持骨骼健康。

注意事项：

1. 大豆芽既可以清炒，又可以用来做汤。
2. 大豆芽含丰富的植物蛋白，对舒缓筋骨疼痛有一定疗效，适合经常腰酸背痛、关节酸痛的人食用。

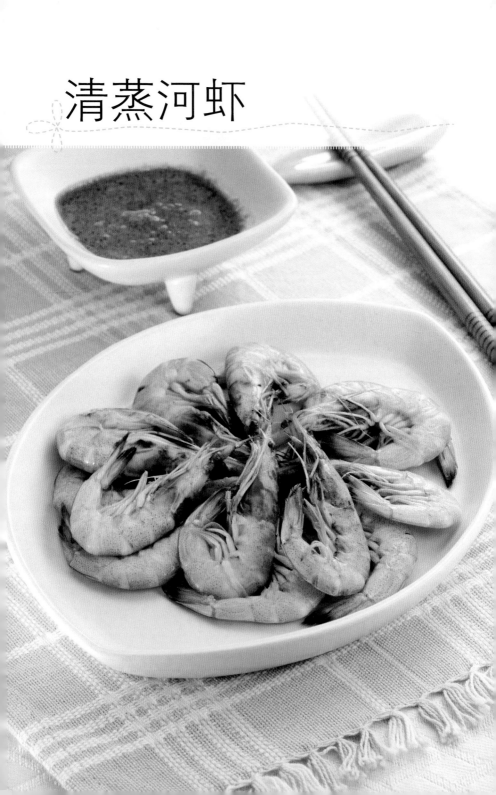

清蒸河虾

功效：健脾理气，补肾壮骨

材　料
河虾600克，姜茸、蒜茸适量，生抽适量。

做　法
① 河虾洗净摆放在碟上，备用。
② 将河虾隔水大火蒸15分钟至熟透(虾尾弯起)即可上台。
③ 烧热油锅，倒入姜茸和蒜茸炒匀，盛起放小碟内，淋上生抽调味。

应　用 ▶
防治骨质疏松症，维持骨骼健康。

分　析 ▶
虾的蛋白质非常丰富，含量是鱼、蛋、奶类的数倍至数十倍，还有多种维生素及矿物质钙和磷，是一种高蛋白低脂肪食物，历来被推崇为美味又滋补的佳品。河虾的含钙量比海虾高，有补气健胃、暖肾壮阳的强身功效。多数人吃虾时不吃虾皮，其实虾皮含有十分丰富的钙、磷、铁，只要每天能吃50克虾皮，就可以满足人体对钙质的需要。

注意事项：
1. 这是一道做起来简易又方便的补钙食疗。
2. 除了河虾，还可以取其他虾类。海虾与河虾均有强身功效。
3. 腐败变质的虾不可吃，色发红、虾身软的不新鲜，尽量不吃。
4. 有些人担心吃大蒜后口腔有异味，可用以下方法消除：
   * 用绿茶水漱口或嚼食少量绿茶叶。
   * 嚼食数枚红枣也有效果。

砂锅豆腐海鲜煲

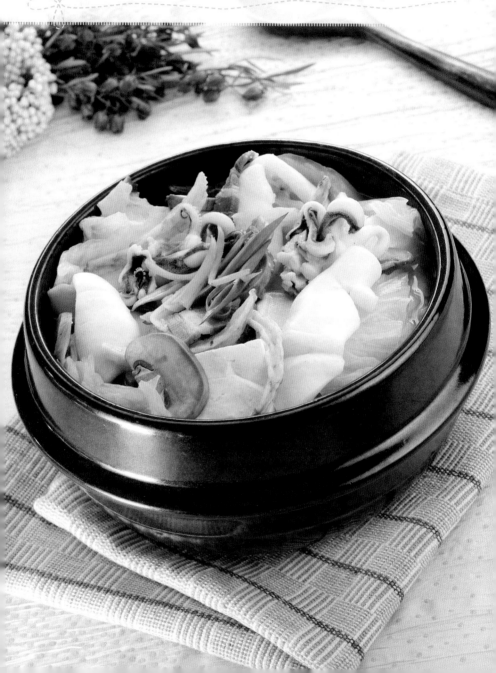

功效: # 健胃益钙

材 料

大白菜300克，鲜鱿160克，鲜蘑菇160克，虾干40克，豆腐2块，火腿1小块，姜丝、葱丝各少许，清鸡汤1罐。

调味料

盐适量。

做 法

1. 大白菜洗净，切斜块，汆水沥干备用。
2. 豆腐洗净切块；鲜蘑菇洗净切片；火腿切薄片。
3. 鱿鱼剖好洗净，切成花刀，汆水沥干备用。
4. 将大白菜、豆腐、鱿鱼、火腿、虾干放入砂锅，加入清鸡汤煲滚，再将姜丝、葱丝放入砂煲内，同煮至大白菜熟后，用盐调味即可上桌食用。

应 用 ▶

保持骨骼健康，防治骨质疏松症。

分 析 ▶

大白菜富含钙质、维生素C及胡萝卜素，能利肠胃、除烦、解酒，利大小便，清肺化痰，并有促使骨骼发育和保持骨骼健康，增强新陈代谢的功效。豆腐是黄豆制成的，黄豆含有丰富的植物蛋白质以及人体必需的氨基酸，钙含量丰富，是优质的补钙食物。蘑菇味道鲜美，含有大量的维生素B、维生素C、蛋白质和酵素，而且钙、磷、镁的含量也很高，是良好的补硒食物，有防止便秘、促进排毒作用，能降胆固醇、降血压，而且对降血糖也十分有效。虾干含优质的蛋白质和钙，有补气健胃之功，对防治骨质疏松症特别有益。

注意事项：

蘑菇色白味鲜，但口感和香味不及香菇、草菇。为使蘑菇卖相好，有的小贩用漂白水来加工，这种"美容蘑菇"对健康十分有害。识别方法是："美容蘑菇"手感光滑，正常蘑菇则有黏手的感觉。

豆角金菇炒鳝片

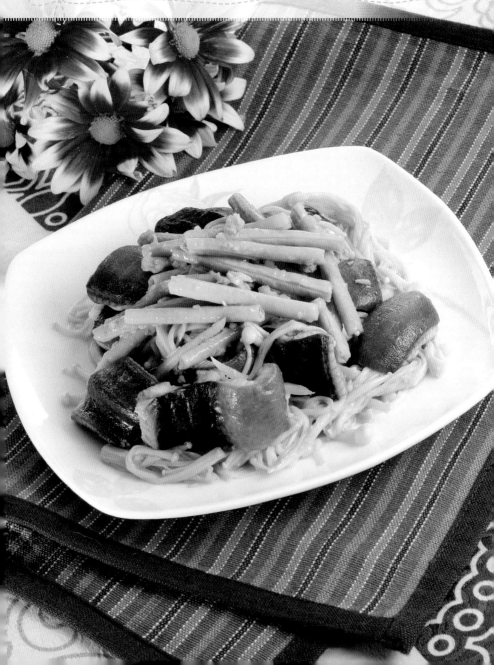

功效：补益气血，强壮筋骨

材　料
豆角300克，黄鳝4条，金针菇1包，姜丝、蒜茸各少许。

腌　料
生抽、酒、胡椒粒、糖各少许。

调味料
盐适量。

做　法

① 黄鳝剖好洗净切片，用腌料拌匀稍腌片刻。

② 豆角洗净摘段，氽水沥干备用；金针菇去根部，洗净。

③ 烧热油锅，爆香蒜茸，放豆角兜炒至熟，下盐调味后装碟。

④ 再起油锅爆姜丝，放入鳝片爆炒，放入金针菇炒匀至熟，铺上豆角即成。

应　用▶

防治骨质疏松症。

分　析▶

黄鳝含蛋白质丰富，其中钙和磷的含量很高，有补血气、壮筋骨、祛风湿的功效，最适合久病体虚、疲劳过度、气血两亏、肾虚腰痛等症，可以帮助骨质疏松症患者补钙。金针菇是食用菌的一种，蛋白质丰富且味道鲜美，还含有酵素，可以帮助消化和防治高血压。

鲜芦笋炒带子

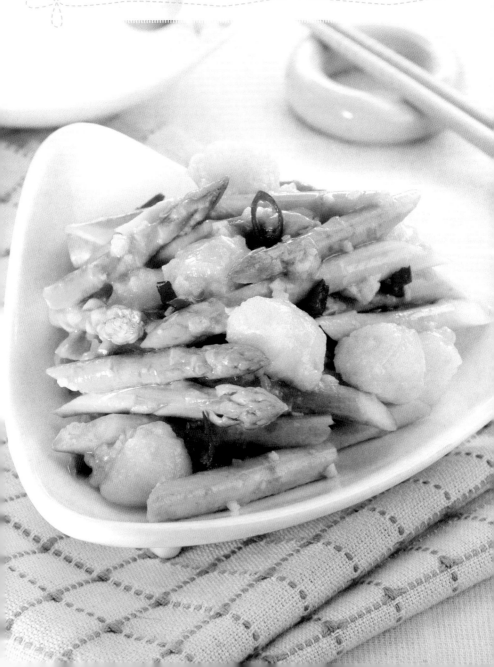

功效：滋阴补肾，调胃和中

材 料
新鲜芦笋300克，鲜带子(又称鲜贝)8~10粒，红辣椒1个，蒜茸适量，生粉适量，清鸡汤1杯。

腌 料
胡椒粉少许，姜汁适量。

调味料
盐适量。

做 法
① 将鲜带子解冻，用胡椒粉、姜汁稍腌10分钟，然后扑生粉，入锅走油。
② 新鲜芦笋洗净，斜切段，然后用清鸡汤煨5分钟，盛起备用。
③ 烧热锅放油，下蒜茸、红辣椒爆炒带子，将芦笋倒入炒至熟，最后下盐调味即成。

应 用 ▶
增加钙质，预防骨质疏松症。

分 析 ▶
芦笋含蛋白质、维生素C、钙、磷、铁，能预防高血压、癌症、贫血等。带子是一种味美而营养丰富的海产品，有滋阴补肾、和胃调中的功效。红辣椒的维生素C含量丰富，有温中散寒、开胃消食的作用。胡椒下气消痰、暖胃，可以增进食欲。蒜头含大量水分、蛋白质及粗纤维、挥发油，经常食用有驱虫杀菌的作用，对流行性感冒亦有治疗和预防作用。

注意事项：
1. 带子晒干制成干品后的瑶柱是海味中的珍品，同样有滋阴补益身体的效果。
2. 如果身体有热气和炎症痛症时暂不宜食用蒜头。

花胶杞子焖花菇

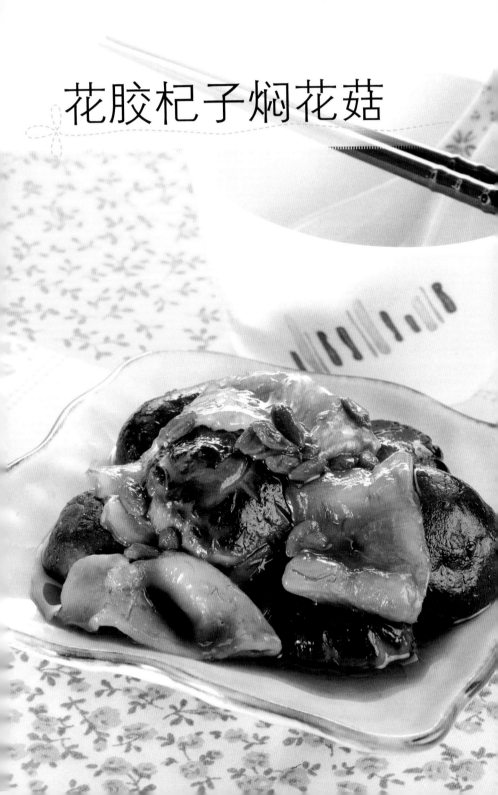

功效：滋阴养血，补肝明目，固肾益精

材 料

花胶(鱼肚的干制品)240克，花菇12朵，杞子10克，姜3片，绍酒少许。

芡 汁

蚝油3茶匙，生抽2茶匙，糖1茶匙，芝麻油少许，清水1杯。

做 法

① 先将花胶发好，切粗条待用。
② 花菇用水泡一晚，洗净，用糖、芝麻油、生粉稍腌一下。枸杞子洗净备用。
③ 砂锅下油，放入姜片略爆一下，下花胶略炒，加入绍酒，放入花菇、枸杞子及芡汁，再加入清水，同煮30分钟至花胶和花菇熟透即成。

应 用 ▶

保护骨骼组织，预防骨质疏松症。孕妇产前进补及产后调理。病后及手术后调理身体，预防复发，适合体弱人士。帮助糖尿病人调理身体。

分 析 ▶

花胶能提升身体的机能状态，滋阴养血，固肾增精，可以紧致肌肤，使肌肤恢复弹性，保持青春美态，延缓衰老，强健骨骼和牙齿。对于气管和鼻敏感的人，呼吸道疾病患者和肺部虚弱者，花胶有特别好的强健保护功效。枸杞子能保护眼睛，预防弱视和白内障。

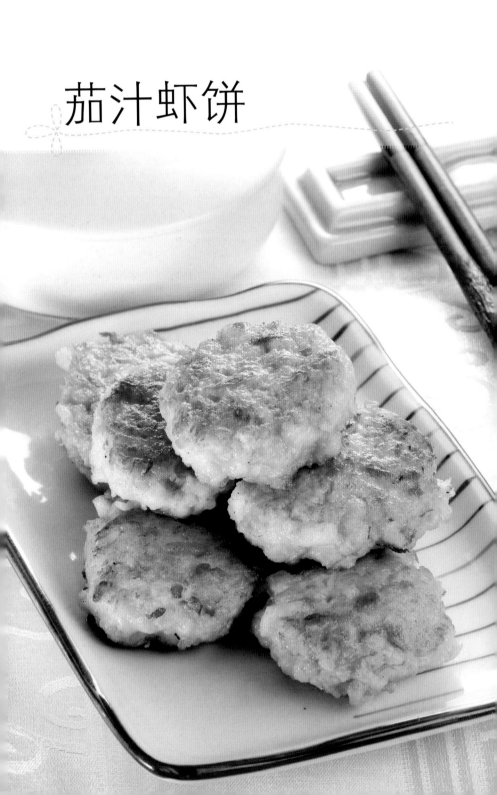

茄汁虾饼

功效：滋阴明目，补肾壮阳

材 料
鲜虾仁400克，半肥瘦猪肉100克，马蹄50克，甘笋1条，鸡蛋1个，生粉适量。

调味料
盐、胡椒粉各适量。

做 法
1. 鲜虾仁除壳挑肠备用。鸡蛋打成蛋液。
2. 半肥瘦猪肉分别剁成肉碎备用；马蹄切小粒；甘笋磨成细丝状。
3. 所有材料同放碗中，加鸡蛋液、生粉、胡椒粉、盐少许拌匀，成虾馅。
4. 烧热油锅，分批挤入虾馅，轻拍成饼状，慢火煎熟，捞出沥干油，即可食用。

应 用 ▶
预防骨质疏松症。

分 析 ▶
虾营养丰富，含有丰富的蛋白质、钾、碘、镁、磷、维生素A、氨茶碱等成分。此菜营养丰富，富含钙质。

金钵焗蚝仔

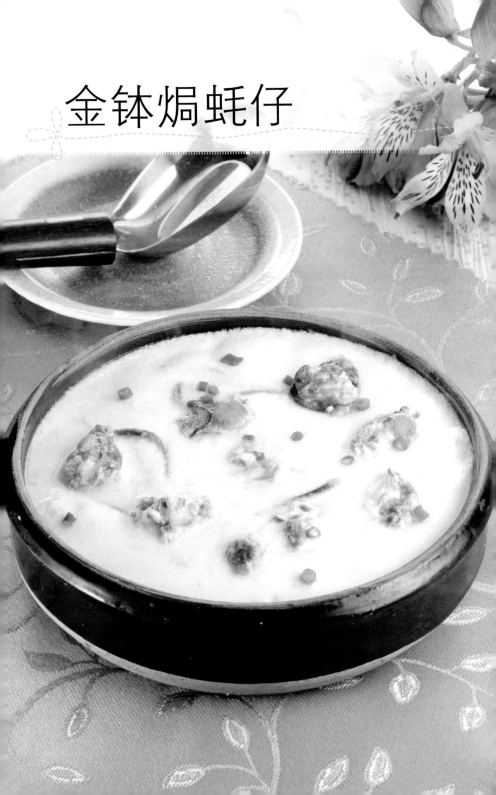

功效：滋阴养血，壮阳强骨

材　料

鸡蛋3个，蚝仔160克，姜丝少许，陈皮少许，蒜2粒，干葱2片，小葱1根，盐1/3茶匙，胡椒粉少许。

洗蚝料

盐2茶匙，生粉2汤匙。

调味料

姜2片，酒1汤匙。

做　法

① 陈皮泡软，切丝；蒜切片；葱切成葱花。

② 蚝仔用洗蚝料拌匀、洗净，拣出蚝壳碎，下姜葱汆水，沥干水分，备用。

③ 锅烧热，下油1汤匙，下蒜片、干葱片爆香，取出。

④ 将3个鸡蛋打成蛋液，加入适量清水，与所有材料拌匀，放入钵中慢火蒸12分钟至熟，即成。

应　用▶

预防和延缓骨质疏松症。

分　析▶

《神农本草经》中记载"(生蚝)久服，强骨节，杀邪气，延年"。生蚝中钙含量接近牛奶，铁含量为牛奶的21倍，食后有助于骨骼、牙齿生长。生蚝含磷很丰富，由于钙被吸收时需要磷的帮助，所以有利于钙的吸收。中医认为生蚝味咸、涩，性微寒，归肝、心、肾经，具有平肝潜阳、镇惊安神、软坚散结、收敛固涩、强壮筋骨的功效。

药膳凤爪

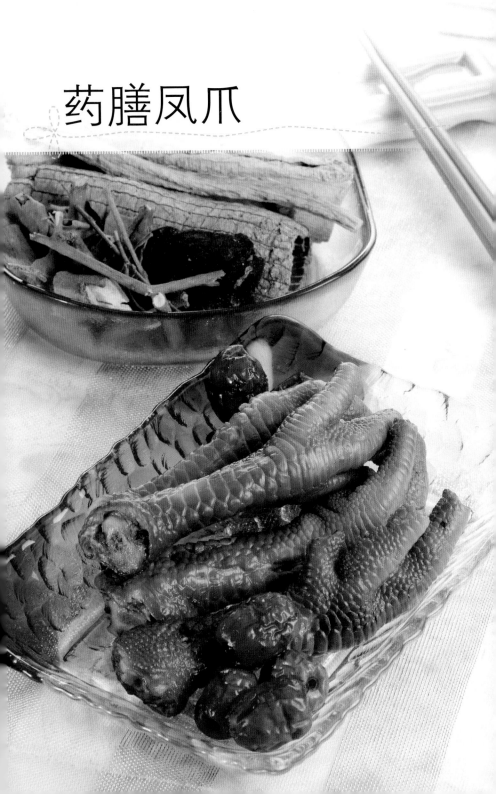

功效：补肾益精，强壮筋骨

材料1

桑寄生20克，杜仲15克，黄精15克，党参15克，黄芪15克。

材料2

鸡爪15只，红枣5粒，黄糖1片，老抽1汤匙，生抽2茶匙，芝麻油少许。

做　法

① 将材料1洗净，加水煮45分钟，滤渣后备用。
② 鸡爪汆水备用。
③ 药汤与材料2同放于煲内，煮至鸡爪熟透，即可进食。

应　用 ▶

任何人士均适用。

分　析 ▶

鸡爪味甘，性平，无毒，营养价值颇高，含有丰富的钙质及胶原蛋白，多吃不但能软化血管，同时还具有美容功效。现代研究发现，鸡爪中含有4种蛋白质成分，能够有效抑制高血压。

燕麦片豆浆

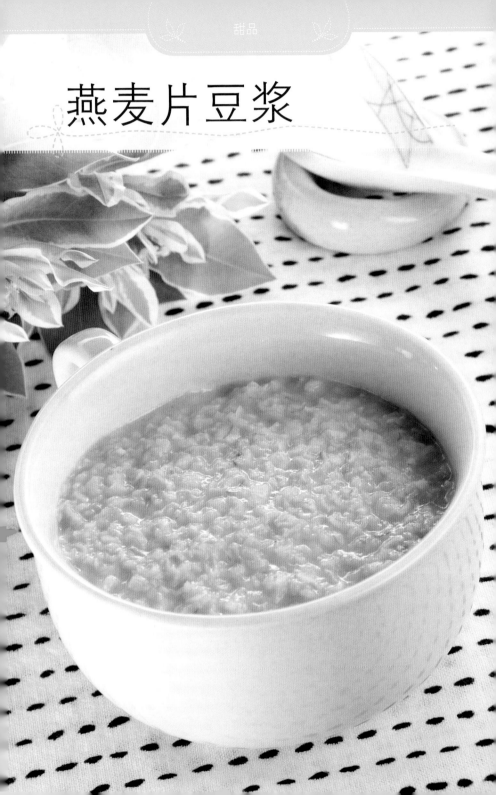

功效：补虚固体，壮骨补钙

材　料

豆浆400克，燕麦片25克。

调味料

蜂蜜适量。

做　法

① 将燕麦片放入煲中，加入鲜豆浆同煮，煮沸后改小火煮至烂熟。

② 加入蜂蜜调匀即可食用。

应　用▶

保护心脏，预防骨质疏松症。

分　析▶

燕麦可润肠通便保护心血管，预防骨质疏松症。燕麦的脂肪含量居所有谷物之首，相当于大米、白面的4~5倍，含有人体所需的8种氨基酸与维生素E，其含量也高于大米与白面，还含有维生素 B_1、维生素 B_2 与叶酸，以及钙、磷、铁、锌、锰等多种矿物质，被列为保健佳品。燕麦能补虚止汗，维持正常的新陈代谢，还能降脂减肥、降血糖，改善血液循环，消除疲劳，润肠通便，帮助老年人预防肠燥便秘，预防脑血管疾病和骨质疏松症，促进伤口愈合，防止贫血。豆浆富含植物蛋白和磷脂，还含有维生素 B_1、维生素 B_2 和烟酸等有益物质，是一种健康的营养食品。《延年秘录》上记载豆浆"长肌肤，益颜色，填骨髓，加气力，补虚能食。"现代研究发现，黄豆含有较高的异黄酮，其功能与雌激素类似，被称为"植物雌激素"，能发挥类似雌激素的作用，对骨质疏松症有较好的治疗和预防作用。

！注意事项：

痛风是因嘌呤代谢障碍所导致的疾病。黄豆中含有嘌呤，且嘌呤易溶于水。黄豆磨成豆浆后，嘌呤含量比其他豆制品多出几倍，所以，痛风患者不宜喝豆浆。

糙米杏仁茶

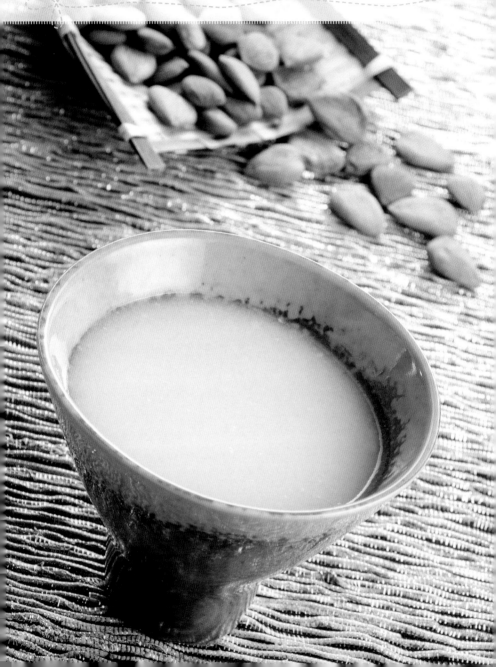

功效：补肝肾，壮筋骨

材　料
糙米100克，扁桃仁50克。

调味料
蜜糖少许（或砂糖）。

做　法
① 糙米浸泡水中，大约7~8小时。
② 扁桃仁洗净，用沸水泡片刻，除去外膜。
③ 将糙米和扁桃仁放入搅拌机杯中，注入清水，搅拌到细滑。
④ 全部材料一起倒入锅中，加水煮半小时，加少许蜜糖即可饮用（要不停地搅拌，否则会黏锅底）。

应　用 ▶
老年骨质疏松症兼便秘者。

分　析 ▶
糙米含有植物性纤维、维生素B、磷和铁等营养物质。扁桃仁含有不饱和脂肪酸、维生素B_{17}和钙等。以上食疗方有壮筋骨的作用，适合男女老少。

芝麻核桃糊

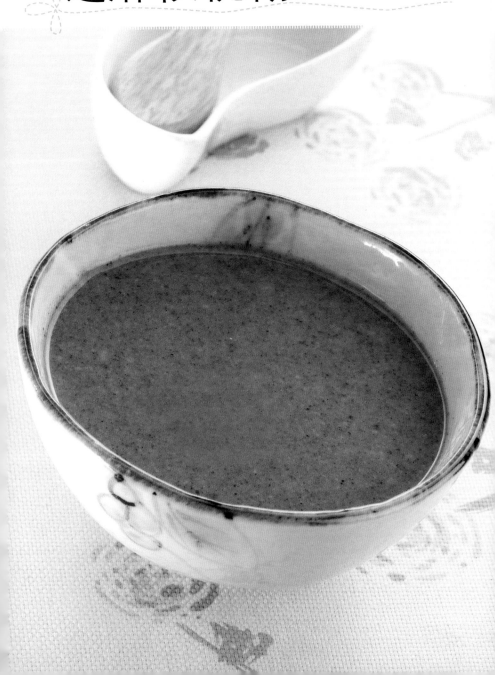

功效：补益肝肾，养血益精

材　料

淮山200克，黑芝麻100克，核桃仁100克。

调味料

蜜糖少许。

做　法

① 黑芝麻置入筛中，用水洗掉灰尘，沥干后晒干。

② 核桃敲开取肉。

③ 将晒干的芝麻、核桃仁和淮山全部倒入搅拌机，搅拌至细，待冷却后装进瓶子盖好。

④ 每次服用时，取2汤匙加入1杯水里，拌匀，煮10分钟，加少许蜜糖即可饮用。

应　用▶

壮筋骨，预防骨质疏松症，适合男女老少。

分　析▶

黑芝麻补益肝肾、养血益精、润肠通便。主肝肾不足所致的头晕耳鸣、腰脚痿软、白发、肌肤干燥、肠燥便秘。现代研究发现，黑芝麻中的亚油酸可使血中胆固醇含量降低，有防治冠状动脉硬化的作用，对降低血糖也有作用。核桃仁补肾、温肺、润肠，用于腰膝酸软、阳痿遗精、虚寒喘嗽、大便秘结。最新研究还发现，常吃核桃可以降低胆固醇，保护心血管。

桃酥豆泥

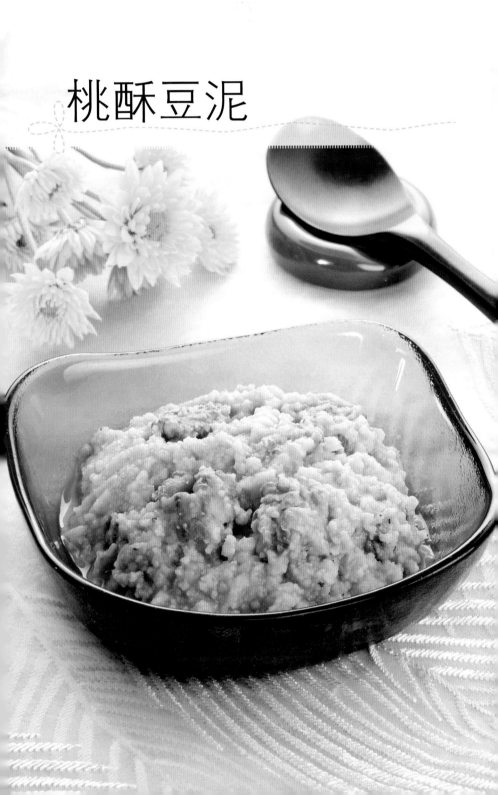

功效：健脾理气，补肾壮骨

材　料
扁豆150克，芝麻25克，核桃仁5克。

调味料
白糖适量。

做　法
① 扁豆放入沸水煮30分钟后去除外皮，再将豆仁蒸烂熟，取水捣成泥。
② 炒香芝麻，研末备用。
③ 烧热油锅，将扁豆泥翻炒至水分将尽，放入白糖炒匀，再放入芝麻、核桃仁炒匀即可。

应　用 ▶
　预防老年骨质疏松。

分　析 ▶
　核桃含丰富的钙、磷、钾、钠及维生素E等营养物质。扁豆健脾、化湿、消暑，主治脾虚生湿、食少便溏、白带过多、暑湿吐泻、烦渴胸闷。现代研究发现，扁豆对痢疾杆菌有抑制作用，对食物中毒引起的呕吐、急性胃肠炎等有解毒作用。

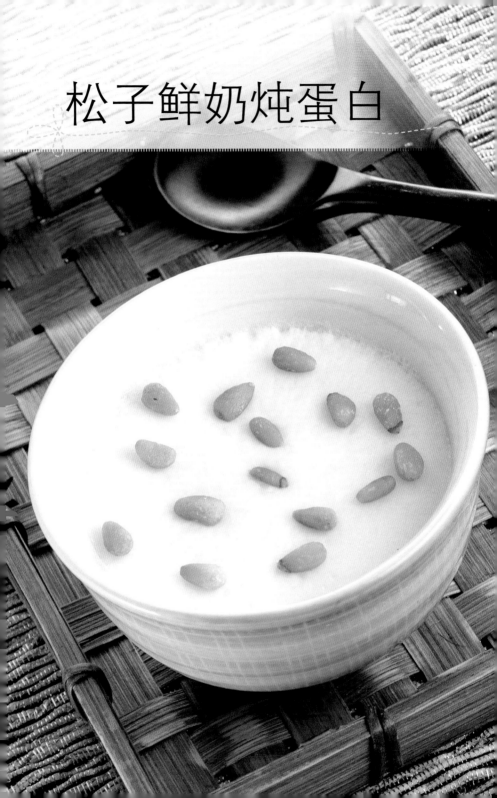

松子鲜奶炖蛋白

功效： 滋阴补虚，强筋壮骨

材 料

鲜奶260毫升，熟松子20克，2个鸡蛋的蛋清，砂糖2汤匙。

做 法

① 鲜奶煮至微滚，下砂糖调味，熄火。
② 鸡蛋清搅匀，加入鲜奶中拌匀。
③ 倒入碗中，用牛油纸或锡纸盖好。
④ 慢火蒸约10分钟，即成。把松子铺于蛋面上，即可食用。

应 用 ▶

　任何人士均适用，尤其适合绝经期前后的中年妇女。

分 析 ▶

　牛奶味甘，性平，具有补虚损、益肺胃、生津润肠的功效。牛奶中含有丰富的钙、维生素D等，包括人体生长发育所需的全部氨基酸，消化率可高达98%，是其他食物无法比拟的。牛奶中的钙最容易被吸收，而且磷、钾、镁等多种矿物质的搭配也十分合理。孕妇应多喝牛奶，绝经期前后的中年妇女常喝牛奶可减缓骨质流失。松子性平、味甘，具有补肾益气、养血润肠、滑肠通便、润肺止咳等作用。松子的营养价值很高，含蛋白质、碳水化合物、钙、磷、铁等营养物质。松子内含有大量的不饱和脂肪酸，常食松子可以强身健体，特别对老年人体弱、腰痛、便秘、眩晕，小儿生长发育迟缓，均有补肾益气、养血润肠、滋补健身的作用，可以治疗燥咳、吐血、便秘等病。

注意事项：

1. 大便稀溏或有痰湿的病人不宜用。
2. 松子油性较大，且属于高热量食品（每100克的松子可以在体内产生近700千卡的热量）。所以，吃得太多会使体内脂肪增加，每天食用松子的量以20~30克为宜。
3. 存放时间长的松子会产生"油哈喇"味，不宜食用。散装的松子最好放在密封的容器里，以防油脂氧化变质。

芝士焗番薯

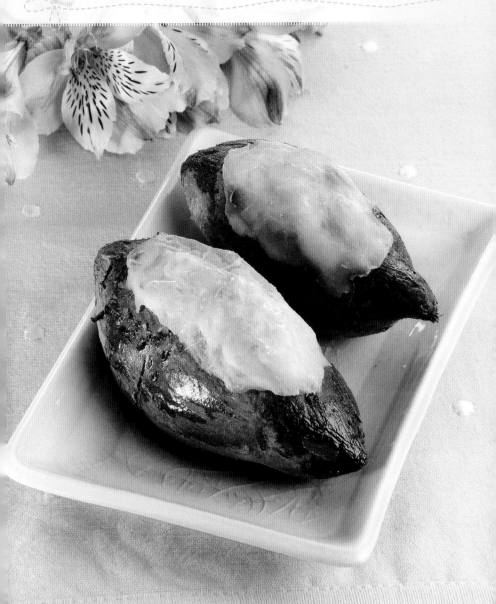

功效 补中益气，强肾壮骨

材 料

番薯1条，芝士2片，牛油1小盒，砂糖少许。

做 法

① 将芝士加入1/3杯热水溶为液体，再加入牛油和砂糖拌匀。

② 番薯隔水蒸熟，挖出番薯肉，做成番薯船的形状。

③ 将番薯肉与芝士酱拌匀，再填入番薯船中，放进焗炉用180° 焗5分钟，即可进食。

应 用 ▶

任何人士均适用，尤其适合老年骨质疏松兼有便秘者。

分 析 ▶

番薯有"补虚乏，益气力，健脾胃，强肾阴"的功效。番薯含有丰富的淀粉、膳食纤维、胡萝卜素、维生素A、维生素B、维生素C、维生素E，以及钾、铁、铜、硒、钙等10余种微量元素和亚油酸等，营养价值很高，被营养学家们称为营养最均衡的保健食品。芝士含钙丰富，能调节酶的活性和激素的分泌，调节心律，降低心血管的通透性，维持酸碱平衡等。芝士还含有蛋白质和磷等，能提高免疫力，促进骨骼和牙齿的生长，帮助修复身体的组织器官，给身体提供能量与活力。

! 注意事项：

番薯最好在午餐这个黄金时段吃。这是因为吃完番薯后，其中所含的钙质需要在人体内经过4~5小时的消化吸收，而下午的阳光照射正好可以促进钙的吸收。所以，在午餐时吃番薯，钙质可以在晚餐前全部被吸收，不会影响晚餐时其他食物中钙的吸收。

古方十四味建中汤——《太平惠民和剂局方》卷五

组成：麦冬、炙黄芪、肉苁蓉、熟地各15~25克，茯苓、当归、川芎、炙甘草、白芍各9~15克，人参（或党参20~30克）、半夏、炮附子、肉桂各5~9克。

功效：健脾益气，补肾填精。

主治：治气血不足，脾胃久虚，荣卫不足，形体羸瘦，短气嗜卧，寒热头痛，咳嗽喘促，吐呕痰沫，手足多冷，面白脱色，小腹拘急，百节尽疼，夜卧汗多，梦寐惊悸，大便滑利，小便频数，失血虚极，心忪面黑者。

用法：加生姜3片，枣子1枚，用水煎服。

现代运用：

骨质疏松症、严重创伤反应症候群、再生障碍性贫血及糖尿病（气阴两虚型）。

分析	本方取人参、白术、茯苓、炙黄芪、炙甘草补气健脾；肉苁蓉、熟地补肾益精，填髓壮骨；附子、肉桂益肾助火，以温养脾土；另能助当归、川芎活血通经止痛；当归、白芍亦能补血益阴；半夏和胃散结止痛；麦冬滋阴润燥。全方温而不燥，共奏脾肾双补、益精填髓、壮骨活血、通经止痛之功。

右归丸——《景岳全书》

组成：熟地24克，山药、枸杞子、菟丝子、鹿角胶、杜仲各12克，山萸肉10克，当归9克，熟附片6克，肉桂5克。

功效：温补肾阳，填精益髓。

主治：肾阳不足，命门火衰，神疲气怯，畏寒肢冷，阳痿遗精，不能生育，腰膝酸软，小便自遗，肢节痹痛，周身浮肿；或火不能生土，脾胃虚寒，饮食少进，或呕恶腹胀，或反胃噎膈，或脐腹多痛，或大便不实，泻痢频作。

用法：大蜜丸剂，每丸重9克，成人每次服1丸，每日2~3次。7岁以下儿童用量减半。

现代运用：

　　本方还可用于治疗老年骨质疏松症、性功能减退、肾病综合征、坐骨神经痛、肥大性脊椎炎、慢性支气管炎、腰肌劳损、贫血、白细胞减少症等属于肾阳不足者。

分析　　方中以附子、肉桂、鹿角胶为君药，温补肾阳，填精补髓。臣以熟地黄、枸杞子、山茱萸、山药滋阴益肾，养肝补脾。佐以菟丝子补阳益阴，固精缩尿；杜仲补益肝肾，强筋壮骨；当归补血养肝。诸药配合，共奏温补肾阳、滋补肾阴、活血祛瘀、通络止痛之功，使阴平阳秘，精充髓满，筋强骨健，故对骨质疏松症有较好的效果。

虎潜丸——《丹溪心法》

组成： 黄檗(酒炒)240克，龟板(酒炙)120克，知母(酒炒)、熟地黄、陈皮、白芍各60克，锁阳45克，虎骨(用狗骨代，炙)30克，干姜15克。

功用： 滋阴降火，强壮筋骨。

主治： 肝肾不足，阴虚内热之痿证。腰膝酸软，筋骨痿弱，腿足消瘦，步履乏力，或眩晕、耳鸣、遗精、遗尿、舌红少苔、脉细弱。

用法： 上为细末，炼蜜为丸，每丸重9克，每次1丸，日服2次，淡盐水或温开水送下(亦可水煎服，用量按原方比例酌减)。

现代运用：

　　现代药理研究认为，此方有抗炎、镇痛、抗疲劳、修复骨质及增强骨骼的作用。对于老年性骨质疏松症、风湿性关节炎、类风湿性关节炎，老年性关节炎、老年性腰椎、膝关节退行性病变，以及跌打损伤及筋骨的病症均有较好的疗效。

分析　　方中重用黄檗，配合知母以泻火清热；熟地、龟板、白芍滋阴养血；虎骨强壮筋骨；锁阳温阳益精；干姜、陈皮温中健脾，理气和胃。诸药合用，共奏滋阴降火、强壮筋骨之功。

龟鹿二仙膏——(《摄生秘剖》卷四)

组成：鹿角5千克，龟板(去弦，洗净，捶碎)2.5千克，枸杞子900克，人参450克。

功用：填阴填精，益气壮阳。

主治：肾阴阳两虚，任、督精血不足，久不孕育；全身瘦弱，遗精阳痿，腰膝痿软，两目昏花。

用法：通常成人1日8~12克，分3次服用。小孩依症状及年龄递减，病后体虚之调养可增加用量。每日晨起空腹时，或睡前服用。
1.将胶块加酒1杯(约100毫升)温热，待胶溶化，调匀后饮用。
2.或用滚热开水，冲泡调匀，趁温饮用。

现代运用：

老年性骨质疏松症、中老年人、抗老防衰、神经衰弱症、阳痿、遗精、水肿、小便不利或频数或失禁、产后尿滞留、尿蛋白高、慢性肾炎、糖尿病、尿崩症、白内障、前列腺肥大症、关节酸痛、倦怠、高血压及脑出血后遗症等。

分析

方中鹿角胶，温肾壮阳，益精补血；龟板胶，填精益髓，滋阴养血；配伍人参补后天脾胃之中气，增强化生气血之源；枸杞子益肝肾，补精血；四味合用具有阴阳并补、气血兼顾、填精益髓、强筋壮骨的功效。

肾气丸——《金匮要略》

组成：干地黄24克，薯蓣(即山药)、山茱萸各12克，茯苓、泽泻、丹皮各9克，桂枝、炮附子各3克。

功用：补肾助阳。

主治：肾气不足、腰酸脚软、肢体畏寒、少腹拘急、小便不利或频数、夜尿增多、阳痿早泄、舌质淡胖、尺脉沉细，以及痰饮喘咳、水肿脚气、消渴、泄泻日久等。

用法：上述药材研为细末，炼蜜为丸，如梧桐子大。每服15丸，加至20丸，用酒送下，1日2次。

现代运用：

可用于治疗骨质疏松、糖尿病、慢性肺心病、高血压病、慢性肾小球肾炎、精子缺乏症、血吸虫病、肝硬化腹水、高脂血症、动脉硬化症、前列腺肥大症、老年性白内障、老年性阴道炎、功能失调性子宫出血、甲状腺功能低下、肾上腺皮质功能减退等病症。

分析

方中用地黄滋阴补肾，填精益髓；因肝肾同源，互相滋养，故配山茱萸以补肝益肾，又因补益后天（脾）可以充养先天（肾），故取山药健脾以充肾，共同增强滋补肾阴的作用。在此基础上，再配少量的桂枝、附子温补肾阳，所配泽泻、茯苓是为渗湿利水，丹皮是为清肝泻火，诸药合用，共成补肾填精，温补肾气之效。

归脾汤药方——《济生方》

组成：黄芪、龙眼肉、酸枣仁（炒）各12克，白术、当归、茯神、远志各9克，人参、木香各6克，炙甘草3克。

功用：益气补血，健脾养心。

用法：加生姜、大枣，水煎服。

主治：1. 心脾气血两虚证。心悸怔忡，健忘失眠，盗汗，体倦食少，面色姜黄，舌淡，苔薄白，脉细弱。
2. 脾不统血证。便血，皮下紫癜，妇女崩漏，月经超前，量多色淡，或淋漓不止，舌淡，脉细弱。

临床应用：

本方常用于绝经后骨质疏松症、胃及十二指肠溃疡出血、功能性子宫出血、再生障碍性贫血、血小板减少性紫癜、神经衰弱、心脏病等，属心脾气血两虚及脾不统血者。

分析

本方以参、芪、术、草大队甘温之品补脾益气以生血，使气旺而血生；当归、龙眼肉甘温补血养心；茯神、酸枣仁、远志宁心安神；木香辛香而散，理气醒脾；姜、枣调和脾胃，以资化源。全方共奏益气补血、健脾养心之功。

左归丸——《景岳全书》

组成：熟地24克，山药、枸杞子各12克，鹿角胶(敲碎)12克，龟板胶(切碎)12克，山茱萸12克，川牛膝(酒洗，蒸熟)9克，菟丝子(制)12克。

功用：滋阴补肾，填精益髓。

用法：炼蜜为丸。食前用汤或盐汤送服。

主治：真阴不足证。头晕目眩，腰酸腿软，遗精滑泄，自汗盗汗，口燥舌干，舌红少苔，脉细。

现代运用：

　　本方常用于绝经后骨质疏松症(肝肾阴虚型)、老年脑退化证、更年期综合征、重症肌无力症、闭经、月经量少等属于肾阴不足、精髓亏虚者。

> **分析**
> 方中重用熟地滋肾填精，大补真阴，为君药。山茱萸养肝滋肾，涩精敛汗；山药补脾益阴，滋肾固精；枸杞子补肾益精，养肝明目；龟、鹿二胶，为血肉有情之品，峻补精髓；菟丝子、川牛膝益肝肾，强腰膝，健筋骨。诸药合用，共奏滋阴补肾、填精益髓之效。

七宝美髯丹——《本草纲目》

组成：赤、白何首乌各500克(米泔水浸3~4日，去皮切片，用黑豆2升同蒸至豆熟，取出去豆，晒干，换豆再蒸，如此9次。晒干)，赤、白茯苓各500克(去皮，研末，以人乳拌匀晒干)，牛膝250克(酒浸1日，同何首乌第7次蒸之，至第9次止，晒干)、当归(酒浸，晒干)、枸杞子(酒浸，晒干)、菟丝子(酒浸生芽，止研烂，晒干)各250克，补骨脂(以黑芝麻炒香)125克。

功用：补肾益精，乌发壮骨。

用法：上药入石臼内捣为末，炼蜜为丸，如梧桐子大。每服9克，每日2~3次，空腹时细嚼，温酒或熟汤、盐汤、米汤送下。颗粒剂：每次8克，每日2次，开水冲服。

现代运用：

　　用于治疗肝肾不足之骨质疏松、青年白发、脱发、神经衰弱、病后体虚、附睾炎、肺结核、慢性宫颈炎等。本方加减，治疗再生障碍性贫血及男性不育，有较好疗效。

注意事项：忌食萝卜、寒凉、辛辣等刺激之品，阴虚阳亢者慎用。

分析　　本方以赤、白何首乌并用，能补肝肾、益精血、乌须发、壮筋骨，为主药。配伍菟丝子、枸杞子补益肝肾，滋精养血而明目；白茯苓健脾利湿，安神益智；当归补血养血；补骨脂温补脾肾，固精缩尿；牛膝补益肝肾，强筋健骨。诸药共奏，有补益肝肾、益精养血、强筋健骨之效。

补中益气汤——《脾胃论》

组成：黄芪、人参(党参)、炙甘草15克，柴胡12克，白术、当归各10克，陈皮、升麻各6克，生姜9片，大红枣6枚。

功效：补中益气，升阳举陷。

主治：1. 脾胃气虚证。饮食减少，体倦肢软，少气懒言，面色㿠白，大便稀溏，脉大而虚数者。

　　　2. 气虚下陷证。脱肛，子宫脱垂，久泻，久痢，崩漏等，气短乏力，舌淡，脉虚者。

　　　3. 气虚发热证。身热，自汗，渴喜热饮，气短乏力，舌淡，脉虚大无力者。

用法：上药用水300毫升，煎至150毫升，去渣滓，空腹时稍热服。

现代运用：

　　目前研究证实，补中益气汤可以抑制卵巢激素降低导致的骨质丢失，改善骨代谢，对治疗绝经后骨质疏松症有效。还有保护脏器(肝、肺、消化道、骨髓等)、抗不育、抗前列腺增生、抗疲劳及抗衰老等功效。

分析　　方中黄芪补中益气、升阳固表；人参、白术、甘草甘温益气，补益脾胃；陈皮调理气机，当归补血和营；升麻、柴胡协同参、芪升举清阳。综合全方，一则补气健脾，使后天生化有源，脾胃气虚诸证自可痊愈。禁忌阴虚内热者忌服。

独活寄生汤——《备急千金要方》

组成：独活9克，桑寄生、杜仲、牛膝、细辛、秦艽、茯苓、肉桂心、防风、川芎、人参、甘草、当归、芍药、熟地黄各6克。

功效：祛风湿，止痹痛，益肝肾，补气血。

主治：痹证日久，肝肾两虚，气血不足证，腰膝疼痛，痿软，肢节屈伸不利，或感觉麻木，畏寒喜温，心悸气短，舌淡苔白，脉细弱。

用法：水煎服。

现代运用：

　　本方常用于慢性关节炎、关节炎、类风湿关节炎、风湿性坐骨神经痛、腰肌劳损、骨质增生症、小儿麻痹等属风寒湿痹日久、正气不足者。

使用注意：痹证之属湿热实证者忌用。

分析	方中用独活、桑寄生祛风除湿，养血和营，活络通痹；牛膝、杜仲、熟地黄补益肝肾、强壮筋骨；川芎、当归、芍药补血活血；人参、茯苓、甘草益气扶脾，使气血旺盛，有助于祛除风湿；细辛以搜风治风痹，肉桂祛寒止痛，秦艽、防风祛周身风寒湿邪。各药合用，祛风除湿，补血活血，益肝肾、强筋骨。

索引

索引

菌类	食谱	页码
金针菇	豆角金菇炒鳝片	110
草菇	草菇豆腐羹	52
鲜蘑菇	砂锅豆腐海鲜煲	108

谷类	食谱	页码
黑米	枸杞粥	84
糙米	糙米杏仁茶	124

蔬果	食谱	页码
大白菜	砂锅豆腐海鲜煲	108
大豆芽	大豆芽炒鱼松	104
冬瓜	冬瓜海带排骨汤	60
豆角	豆角金菇炒鳝片	110
枸杞菜	枸杞猪肝蛋花汤	58
茄子	香煎茄子银鱼仔	98
栗子	桂圆栗子粥	80
马蹄	茄汁虾饼	116
番茄	番茄银鱼炒蛋	100
番薯	芝士焗番薯	132
鲜淮山	山药红枣粥	82
芦笋	草菇豆腐羹	52
	鲜芦笋炒带子	112

其他	食谱	页码
皮蛋	蚝干排骨粥	86
花胶	花胶杞子焖花菇	114
芝士	芝士焗番薯	132
芝麻	桃酥豆泥	128
花生	花生凤爪汤	72
	花生大枣焖猪蹄	102
扁桃仁	糙米杏仁茶	124
核桃	黄豆核桃鸡	68
	核桃补肾粥	76
	山药红枣粥	82
	芝麻核桃糊	126
	桃酥豆泥	128
鸡蛋	枸杞猪肝蛋花汤	58
	紫菜虾米蛋花汤	66
	番茄银鱼炒蛋	100
	金钵焗蚝仔	118
	松子鲜奶炖蛋白	130
黑芝麻	芝麻核桃糊	126
熟松子	松子鲜奶炖蛋白	130
燕麦片	燕麦片豆浆	122
鲜奶	松子鲜奶炖蛋白	130
瑶柱	草菇豆腐羹	52

最佳食疗

饮食疗法与
中医药养生完美结合

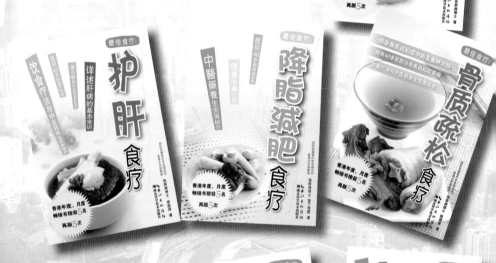

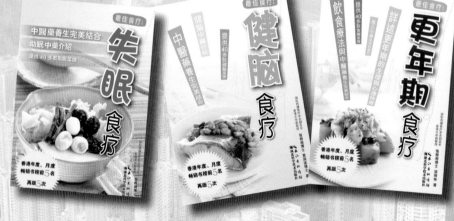